Brain Gym
Aprendizaje de todo el cerebro

Dr. Paul E. Dennison / Gail E. Dennison

Brain Gym
Aprendizaje de todo el cerebro

Traducción de Guillermo Espinosa

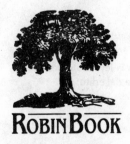

ROBINBOOK

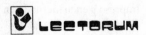

Brain Gym
Paul E. Dennison y Gail E. Dennison

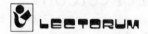

© 1996, Paul E Dennison. Gail E. Dennison
  (reservados todos los derechos)
© 1997, Ediciones Robin Book, S.L. (reservados todos
  los derechos para la lengua española)
© 2000, Editorial Lectorum,
  bajo convenio con Ediciones Robin Book, S.L.

Editorial Lectorum, S.A. de C.V., 2000
Centeno 79, Col. Granjas Esmeralda
C.P. 09810, México, D.F.
Tel.: 55 81 32 02
www.lectorum.com.mx
ventas@lectorum.com.mx

Sexta reimpresión: julio de 2005
ISBN: 968-5270-16-3

Portada: Regina Richling
Fotografía: Regina Richling
Características tipográficas aseguradas conforme a la ley. Prohibida la
reproducción parcial o total sin autorización escrita del editor.

Impreso y encuadernado en México
Printed and bound in Mexico

Agradecimientos

Los autores desean expresar su agradecimiento a todas aquellas personas que han hecho llegar el sistema Brain Gym a sus alumnos, escuelas y comunidad. El libro de Brain Gym se utiliza en numerosos países y ha sido traducido a varias lenguas. La edición para profesores ha visto la luz gracias a que todas estas personas piensan que «el movimiento es la puerta del aprendizaje».

Agradecimientos especiales a:

Azasha Joy Lindsey, la primera en creer en la propagación de Brain Gym.

Gabrell Carroll, Rose Harrow, y George y Colleen Gardner, que viven y enseñan Brain Gym a todos los niveles.

Guruchiter Kaur Khalsa y Josie Sifft, que llevaron a cabo las primeras investigaciones avanzadas de Brain Gym.

Nancy Kaplan Marshall, la primera persona que nos hizo ver la necesidad de contar con un manual para profesores.

Carla Hannaford, que nos animó a escribir un programa para educadores.

Sandra Hinsley, que extrae lo mejor de sus alumnos con los movimientos de Brain Gym.

Patti Steuer y Dorothy H.L. Carroll, cuyos esfuerzos por hacer llegar el Brain Gym a los profesionales nos inspiraron a crear este manual.

Sarab Atma Kaur, que lo escribió y corrigió.

Lark Carroll, por sus sugerencias y su entusiasta labor de edición.

Susan Latham, que nos inspiró a todos con los movimientos de sus alumnos.

Introducción

La *Edición para el profesor de* Brain Gym es un manual para educadores que trabajan activamente con niños, a nivel individual o en grupos, para ayudarles a sacar todo su potencial como estudiantes. Este manual intenta ser un libro de referencia sobre Brain Gym manejable, fácil de usar y comprensible para quienes ya hayan aprendido Brain Gym. Revisando cualquier página de esta edición para el profesor, el educador encontrará información y técnicas de enseñanza que le ayudarán a explicar, mejorar y adaptar la actividad a cada individuo, situación o necesidad. Cada ejercicio descrito se compone de los siguientes epígrafes:

> *ACERCA DEL MOVIMIENTO*
> *CONSEJOS DE ENSEÑANZA*
> *VARIACIONES*
> *ACTIVA EL CEREBRO PARA*
> *APLICACIONES EN LA ENSEÑANZA*
> *RELACIÓN POSTURA-COMPORTAMIENTO*
> *MOVIMIENTOS RELACIONADOS*
> *HISTORIA DEL MOVIMIENTO*

Estas actividades de Brain Gym, como se explica en «HISTORIA DEL MOVIMIENTO», fueron desarrolladas para estimular (dimensión de lateralidad), liberar (dimensión de enfoque) y relajar (dimensión de concentración) a los alumnos en determinados tipos o situaciones de aprendizaje. Se observó que

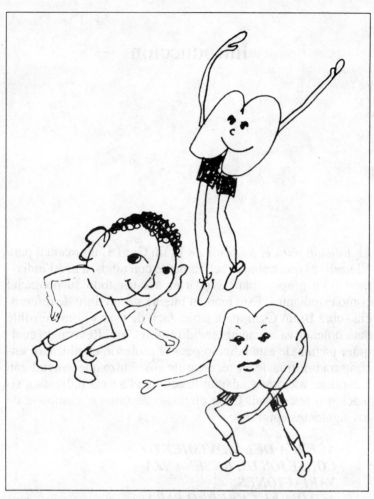

*¡Hola! Aquí estamos todos haciendo **Brain Gym**. ¡En pocos minutos conseguiremos aumentar nuestra capacidad mental durante todo el día!*
Antes nos horrorizaba leer, escribir y aprender. Nos pasábamos todo el día viendo la televisión. Ahora nos encanta aprender y tenemos energía para todas las actividades. Y lo mejor de todo: ¡cuando nos quedamos bloqueados, sabemos lo que podemos hacer para retomar nuestras actividades!

ciertas actividades eran más útiles que otras para los diferentes bloqueos en el aprendizaje y se identificó un modelo a seguir. Esta *Edición para el profesor* ayudará al profesional a observar y reconocer esos modelos en la clase, y a hacer sus enseñanzas más precisas y adecuadas.

La función del cerebro humano, al igual que un holograma, es tridimensional, con partes interrelacionadas como un todo. Así es como el preescolar es capaz de captar el mundo de los adultos y recrearse en él. El aprendizaje tiene lugar fácilmente cuando se presenta con una orientación multidimensional y multisensorial. Sin embargo, el cerebro humano también es una cuestión específica.

El cerebro humano, al efecto de entender los movimientos de Brain Gym, se puede dividir en hemisferio derecho e izquierdo (dimensión de lateralidad), bulbo raquídeo y lóbulo anterior (dimensión de enfoque), y sistema límbico y córtex (dimensión de concentración).

La lateralidad (habilidad para cruzar la línea central, trabajar en el campo medio y desarrollar un código escrito, lineal y simbólico, de izquierda a derecha o derecha a izquierda) es fundamental para el éxito académico (véase *Edu-K for Kids*). La incapacidad para cruzar la línea central conduce a situaciones de discapacidad para el aprendizaje o dislexia. Los movimientos que ayudan a estimular la integración lateral o de los dos hemisferios los encontraremos bajo el epígrafe «Activa el cerebro para».

El enfoque es la habilidad para cruzar la línea central de la participación que separa el lóbulo posterior (occipital) y el lóbulo anterior. A menudo los reflejos primitivos conducen a la incapacidad de asumir los riesgos necesarios para expresarse y participar activamente en el proceso de aprendizaje. Los alumnos que no consiguen concentrarse son tachados de «faltos de atención», «incapacitados para la comprensión», «retrasados en el lenguaje» o «hiperactivos». Algunos niños están sobreenfocados y se esfuerzan demasiado. Los movimientos que ayudan a desbloquear el sobreenfoque del alumno se incluyen en la integración posterior/anterior, dentro de la sección «Activa el cerebro para».

La concentración es la habilidad para cruzar la línea divisoria entre el componente emocional y el pensamiento abstracto. Nada puede aprenderse realmente sin sentimiento y sin un sentido de la comprensión. La incapacidad para concentrarse se refleja en un miedo irracional, reacciones de lucha o

11

de huida, o en una incapacidad para sentir o expresar emociones. Los movimientos que relajan el sistema y preparan al alumno para aprender y procesar información sin carga emocional negativa, se relacionan con la concentración y el enraizamiento que se recogen en la sección «Activa el cerebro para».

Los movimientos y las actividades del Brain Gym se recomiendan para mejorar el potencial de aprendizaje en las dimensiones que hemos descrito previamente. Una vez que el alumno aprende a moverse correctamente, el Brain Gym ha cumplido su cometido y la integración se convierte en una elección automática. El alumno no necesita ni depende de los movimientos de Brain Gym para mantener la integración. Algunos alumnos encontrarán el Brain Gym útil durante un corto período de tiempo para establecer una conducta positiva. La mayoría de los alumnos eligen conscientemente continuar los ejercicios durante unas cuantas semanas o meses como ayuda para reforzar el nuevo aprendizaje. Muchos estudiantes volverán a los rutinarios movimientos de Brain Gym cuando tengan que enfrentarse a nuevas situaciones de estrés y desafíos en sus vidas.

El Brain Gym se basa en tres simples premisas:

1. *El aprendizaje es una actividad instintiva y divertida que se prolonga a lo largo de nuestras vidas.*
2. *Los bloqueos del aprendizaje son incapacidades para salir de situaciones de estrés e inseguridad en nuestras nuevas tareas.*
3. *Todos nosotros estamos «aprendiendo a bloquearnos» desde el momento en que hemos aprendido a no movernos.*

Con Brain Gym la mayoría de los bloqueos del aprendizaje pueden liberarse si se identifican y tratan de forma positiva. El educador debe ser un experto identificando los comportamientos que indican que el alumno está teniendo dificultades para encauzar la información hacia su integración.

Todo en esta vida nos afecta positiva o negativamente. Muchos de nosotros hemos llegado a asumir algunas limi-

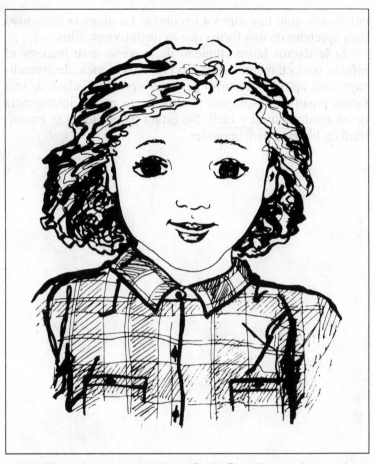

*¡Hola! Soy Jodie. Me encanta hacer **Brain Gym**. La escuela suponía un esfuerzo terrible para mí. Sacaba buenas notas, pero no tenía tiempo para mí misma. Hacer **Brain Gym** es como poner en marcha el motor. Incluso noto cómo me zumba todo el cerebro. ¡Ahora todo me parece tan fácil!*

taciones en nuestras vidas como inevitables y creemos que el estrés también lo es. Los movimientos de Brain Gym son una alternativa positiva y sana que podemos usar y enseñar a otros cómo hacerlo para enfrentarnos al negativismo y a las limitaciones.

El niño sabe cuándo está atascado y pide ayuda con su comportamiento. No hay niños vagos, retraídos, agresivos o enfadados; sólo hay niños a los que se les niega la capacidad para aprender de una forma que es instintiva en ellos.

Si le damos la oportunidad de moverse a su manera, el niño es perfectamente capaz de completar el ciclo de aprendizaje. Con apoyo y permiso para moverse en la clase de una forma positiva, desplegará totalmente su propia inteligencia de un modo natural y fácil. No estará bloqueado y se encontrará en libertad para aprender.

Movimientos de la línea central

Los movimientos de la línea central están enfocados a las habilidades necesarias para un fácil movimiento lateral (izquierda/derecha) a través de la línea central del cuerpo. La línea central vertical del mismo es la referencia necesaria para todas las habilidades laterales. El campo central (definido por vez primera por el doctor Dennison) es la zona donde los campos visuales izquierdo y derecho se sobreponen, siendo preciso que ambos ojos y sus músculos recíprocos funcionen en conjunto como si fueran uno solo.

El desarrollo de las habilidades laterales es esencial para la autonomía del niño en su crecimiento. Es también un requisito previo para la coordinación total del cuerpo y para un aprendizaje fácil en el entorno visual próximo. Los movimientos de la línea central ayudan a integrar la visión binocular, el oído binocular, y los lados izquierdo y derecho del cerebro y del cuerpo para una total coordinación del mismo.

Muchos alumnos en el primer año de escuela llegan sin haber desarrollado las habilidades bidimensionales de lateralidad para tareas que tienen lugar en el entorno visual próximo. A veces el alumno está capacitado para la coordinación de actividades deportivas y juegos (que implican una realidad tridimensional y exigen una visión binocular sólo más allá de la distancia de la mano), y sin embargo está desconectado para usar los dos ojos, los oídos, las manos y ambos hemisferios cerebrales en el espacio cercano que se requiere para leer, escribir y para todo tipo de coordinación de motricidad fina.

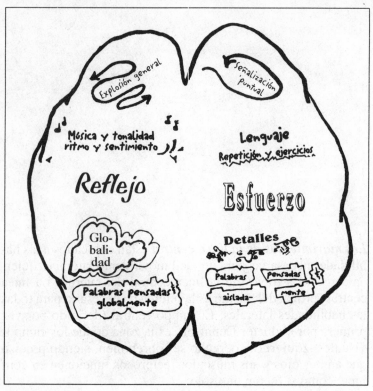

*Éste es un esquema de mi cerebro como si yo te estuviera mirando. Cuando utilizo la parte derecha del cuerpo, se activa el hemisferio izquierdo. Cuando uso la parte izquierda, se activa el hemisferio derecho. Si pienso en una «x», le estoy diciendo a mi cerebro que quiero utilizar las dos partes al mismo tiempo. LOS MOVIMIENTOS DE LA LÍNEA CENTRAL son ejercicios de **Brain Gym** que me ayudan a utilizar los dos hemisferios al mismo tiempo en armonía, haciendo que la «x» trabaje cada vez mejor.*

Otros alumnos muestran coordinación para actividades académicas que se desarrollan en el espacio visual próximo, pero no consiguen la coordinación integral del cuerpo necesaria para el juego. Los movimientos de la línea central facilitan el aprendizaje de las habilidades para el desarrollo, y así mismo permiten al educador basarse en operaciones concretas ya establecidas. Los movimientos de la línea central ayudan a los alumnos a mejorar la coordinación lateral y superior/inferior del cuerpo (concentración) para actividades de *motricidad fina* y *motricidad gruesa*.

Las actividades motoras cruzadas se han venido usando para activar el cerebro desde que hace un siglo se descubrió el concepto de lateralidad. Autoridades como Orton, Doman, Delacato, Kephart y Barsch han utilizado con éxito movimientos similares en sus programas de aprendizaje. El doctor Dennison se basó en sus conocimientos de esos programas para desarrollar el conjunto de movimientos de la línea central.

El doctor Dennison trabajó estrechamente con optometristas especialistas en desarrollo y comportamiento durante más de veinte años. Comprobó la importancia de la ejercitación de la vista en algunos alumnos e incorporó sus nuevos movimientos para relajar el estrés visual y desarrollar la capacidad de los ojos para funcionar a la vez.

Algunos de los movimientos de la línea central han venido usándose desde hace miles de años como posturas para aumentar la coordinación cerebro/cuerpo. Existen otros, como el Movimiento de la Línea Central que sólo se utilizan en Edu-K, ya que fueron inventados por su creador, Paul Dennison.

Marcha cruzada

Acerca del movimiento

En este ejercicio de torsión recíproca, el alumno alterna el movimiento de un brazo y el de la pierna contraria. Así se activan simultáneamente ambos hemisferios cerebrales y se consigue el mejor calentamiento previo para toda actividad que requiera cruzar la línea central. (Véase *Edu-K for Kids* para más información acerca de la importancia de este movimiento contra-lateral.)

Consejos de enseñanza

- Los ejercicios de Botones del cerebro y una ingestión de agua adecuada antes de realizar la Marcha cruzada, ayudan a preparar el cuerpo y el cerebro de cara a obtener una mejor respuesta.
- El alumno toca con cada mano la rodilla contraria.
- El brazo y la pierna contraria se mueven simultáneamente.

Variaciones

- Mover los brazos arriba y abajo con fuerza, explorando todo tipo de movimientos en distintas direcciones.
- Intentar tocar el pie contrario por detrás del tronco. (Véase *Switching On* para más variaciones.)

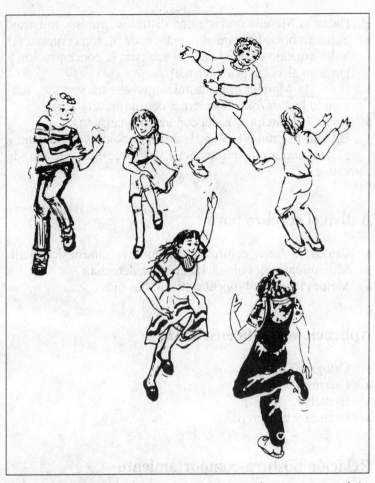

Todas las mañanas hacemos la MARCHA CRUZADA *y el* SALTO CRUZADO *al ritmo de la música. Yo hago el movimiento de forma que cuando muevo un brazo, la pierna de la parte opuesta de mi cuerpo se mueve al mismo tiempo. Me dirijo hacia delante, hacia los lados, hacia atrás y muevo los ojos en todas las direcciones. De vez en cuando me toco con una mano la rodilla opuesta para «cruzar la línea central». Cuando los dos hemisferios cerebrales trabajan juntos, me siento totalmente receptiva para aprender nuevas cosas.*

- Hacer una Marcha cruzada lenta, intentando estirar al máximo el brazo y la pierna contrarios (Marcha cruzada para el enfoque).

- Hacer la Marcha cruzada con distintos ritmos y músicas.
- Saltar (o botar ligeramente) entre cada Marcha cruzada (el Salto cruzado es una buena ayuda para la concentración y también alivia el estrés visual).
- Hacer la Marcha cruzada mientras se está sentado, moviendo los brazos y las piernas contrarios a la vez.
- Hacer la Marcha cruzada con los ojos cerrados.
- Utilizar pegatinas o lazos de distintos colores en la mano y el pie contrarios para los niños que necesiten este tipo de ayuda.

Activa el cerebro para

- Cruzar la línea central visual/auditiva/kinestésica/táctil.
- Movimientos del ojo de izquierda a derecha.
- Mejora la visión binocular (de ambos ojos).

Aplicaciones en la enseñanza

- Ortografía.
- Escritura.
- Escuchar.
- Lectura y comprensión.

Relación postura-comportamiento

- Mejora la coordinación izquierda/derecha.
- Mejora la respiración y el estado físico.
- Mejora la coordinación y la percepción espacial.
- Mejora el oído y la visión.

Movimientos relacionados

El 8 perezoso, pág. 24.
Botones del cerebro, pág. 96.
Sombrero de pensar, pág. 115.

Historia del movimiento

Durante el último siglo, deslizarse y andar a gatas han venido usándose como modelos neurológicos para llevar al máximo el potencial de aprendizaje. Los expertos pensaban que los movimientos contra-laterales activaban los centros del discurso y el lenguaje del cerebro. Sin embargo, el doctor Dennison descubrió que el ejercicio de la Marcha cruzada estimulaba ambos hemisferios del cerebro, el expresivo y el receptivo, facilitando el aprendizaje integrado. La *Remodelación de la lateralidad* de Dennison (véase *Edu-k for kids*) hace hincapié en el movimiento con todo el cerebro en vez de el proceso «un-lado-cada-vez».

El 8 perezoso

Acerca del movimiento

El 8 perezoso o símbolo del infinito integra los campos visuales derecho e izquierdo, facilitando al lector cruzar la línea central sin interrupción. El 8 se dibuja tumbado e incluye un punto fijo en el medio y dos zonas distintas a izquierda y derecha, unidas por una línea continua.

Consejos de enseñanza

- El alumno alinea su cuerpo con un punto medio al nivel de los ojos. Éste será el punto medio del 8.
- El alumno elige una postura cómoda para dibujar el 8 perezoso, ajustando la anchura y la altura a sus necesidades. (El 8 perezoso se experimenta mejor cuando se hace lo suficientemente grande como para abarcar todo el campo visual y ambos brazos en su máxima extensión.)
- El alumno puede empezar el dibujo con su mano izquierda primero para activar inmediatamente el hemisferio derecho.
- Empieza en la línea central y se mueve en sentido contrario a las agujas del reloj: arriba, por encima y alrededor. Luego, desde la cintura se mueve en el sentido de las agujas del reloj: arriba, sobre, alrededor y vuelta hacia el punto central del principio.

- Se recomienda repetirlo tres veces o tantas como guste el alumno.

Variaciones

- Implicar el proceso auditivo diciendo: «Arriba, hacia la izquierda y alrededor. Cruza la mitad y arriba. Alrededor, abajo y volver al centro».
- Enseñar «la izquierda y la derecha» remitiéndose al campo visual izquierdo del círculo y posteriormente al derecho.
- Implicar el tacto cogiendo la mano del alumno y moviéndola alrededor, apoyándola sobre el papel o la pizarra.
- El alumno puede hacer el movimiento con los ojos cerrados para sentir el 8 perezoso.
- Mientras los ojos siguen el 8 perezoso, observar los movi-

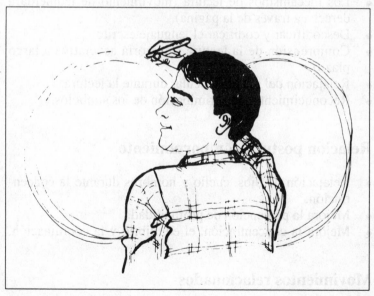

Papá hace el 8 PEREZOSO conmigo. Dice que antes, cuando leía, se le olvidaban las palabras y perdía el hilo. Ahora nos lemos el unos al otro por turnos. Vamos a la biblioteca juntos, ¡y nos divertimos tanto con los libros! Haz el 8 tres veces con cada mano y luego tres veces con las dos manos al mismo tiempo.

25

mientos de la cabeza. La cabeza se mueve lentamente y el cuello permanece relajado.

- Emitir un zumbido («uuhmm...») al hacer el 8 perezoso para aumentar la relajación.

Activa el cerebro para

- Cruzar la línea central visual.
- Visión binocular (ambos ojos a la vez).
- Integración de los hemisferios izquierdo y derecho.
- Aumentar la visión periférica.
- Mejorar la movilidad ocular (especialmente para el seguimiento de objetos en movimiento).

Aplicaciones en la enseñanza

- Los mecanismos de lectura (movimiento de izquierda a derecha a través de la página).
- Descodificar y codificar el lenguaje escrito.
- Comprensión de la lectura (memoria asociativa a largo plazo).
- Relajación del músculo ocular durante la lectura.
- Reconocimiento y discriminación de los símbolos.

Relación postura-comportamiento

- Relajación de ojos, cuello y hombros durante la concentración.
- Mejora la percepción de profundidad.
- Mejora la concentración, el equilibrio y la coordinación.

Movimientos relacionados

Botones del cerebro, pág. 96.
Marcha cruzada, pág. 20.
Doble garabato, pág. 28.

Historia del movimiento

El trazado del 8 perezoso se ha venido usando en la educación especial y en la ejercitación de la percepción, para ayudar a los alumnos con graves problemas de aprendizaje que les impiden cruzar la línea central. Esta actividad parece ayudar a la eliminación de trastornos y alteraciones en la lectura y la escritura. Dennison adaptó el 8 perezoso como parte de su trabajo para ejercitar la visión en 1974, como preparación para el Doble garabato y los ejercicios bilaterales con dibujos. Sus alumnos experimentaron de inmediato una mejora en su capacidad para discriminar símbolos y distinguir su lado izquierdo del derecho.

Doble garabato

Acerca del movimiento

El Doble garabato es una actividad de dibujo bilateral que se hace en la línea central para establecer una dirección y una orientación en el espacio relacionado con el cuerpo. El alumno con sentido de la discriminación izquierda y derecha se siente localizado en el centro e interpreta el movimiento hacia, fuera de, arriba y abajo, en lugar de memorizar figuras cuando dibuja y escribe.

El Doble garabato es la mejor experiencia para los músculos mayores de los brazos y los hombros. Sitúese detrás del alumno y guíe sus brazos y sus manos a través de unos simples movimientos. Enseñe al alumno a remitirse a su línea central física para tener una referencia direccional. Diga: «fuera, arriba, dentro y abajo» mientras ayuda al alumno a dibujar cuadrados con ambas manos a la vez. Suelte al alumno cuando ambas manos sean capaces de moverse a la vez, reflejándose una en la otra fácilmente.

Consejos de enseñanza

- Comience dejando garabatear al alumno libremente con ambas manos a la vez (como pintando con los dedos).
- Haga hincapié en el proceso, no en el dibujo en sí. Evite emitir juicios, ya sean positivos o negativos.

- Estimule los movimientos de cabeza y ojos. Evite la tensión y la rigidez.
- Ayúdese con ejemplos de figuras del Doble garabato que otros hayan hecho con anterioridad.
- Estimule la innovación y la experimentación.
- Considere el Doble garabato con figuras reales como una meta posible, no como una necesidad.

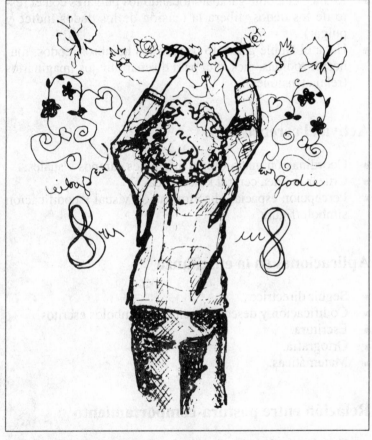

*Antes de hacer **Brain Gym** nunca pensé que tuviera talento para el arte. Ahora hago el DOBLE GARABATO dibujando con las dos manos al mismo tiempo, hacia adentro, hacia afuera, arriba y abajo. Me quedo sorprendida con las formas tan interesantes que puedo crear, y con la relajación que noto en los brazos y en los ojos. Ahora me parece mucho más fácil escribir.*

29

Variaciones

- Páselo a un papel de tamaño más reducido y póngalo sobre la mesa o el suelo.
- Ofrezca distintos materiales para realizar el Doble garabato (ej: tizas, pinturas, rotuladores, ceras, etc.)
- Haga el Doble garabato en el aire como una actividad de grupo.
- Realice el Doble garabato tocando los pulgares con el resto de los dedos (libera la tensión de los dedos índice y pulgar).
- Haga el Doble garabato usando los hombros, codos, muñecas, rodillas, pies, etc. para diseñar dibujos imaginarios (relaja tensiones).

Activa el cerebro para

- Coordinación mano-ojo en diferentes campos visuales.
- Cruzar la línea central kinestésica.
- Percepción espacial, discriminación visual y codificación símbolo/figura.

Aplicaciones en la enseñanza

- Seguir directrices.
- Codificación y descodificación de símbolos escritos.
- Escritura.
- Ortografía.
- Matemáticas.

Relación entre postura-comportamiento

- Conciencia de la izquierda y la derecha.
- Visión periférica.
- Conciencia y coordinación del cuerpo.
- Habilidades para los deportes y el movimiento.

Movimientos relacionados

El 8 perezoso, pág. 24.
El 8 alfabético, pág. 32.
El Elefante, pág. 36.

Historia del movimiento

El dibujo bilateral fue dado a conocer al doctor Dennison por el doctor Gettman, autor de *Cómo mejorar la inteligencia de su hijo*. El doctor Gettman, un optometrista que se especializó en el desarrollo de la vista, descubrió que cuando los niños hacen movimientos bilaterales su sistema visual se torna más flexible y hábil. Al mejorar su vista, sus resultados académicos reflejan una mejoría paralela. Dennison utilizó estos ejercicios en sus centros de aprendizaje, alentando la creatividad, el juego y la innovación.

El 8 alfabético

Acerca del movimiento

El 8 alfabético es la forma del 8 perezoso adaptada para escribir letras minúsculas desde la «a» hasta la «t», que proceden del alfabeto árabe (desde la letra «u» hasta la «z» provienen del alfabeto romano). Esta actividad integra los movimientos con los que se forman esas letras, facilitando al sujeto que escribe el cruce de la línea central sin confundirse. Cada letra se sobrepone claramente a uno u otro lado (véase el dibujo). Se acaba cada letra y se comienza la siguiente con un trazo hacia abajo.

Consejos de enseñanza

- El estudiante debe estar perfectamente integrado en el 8 perezoso para los ojos (véase página 24) antes de empezar esta actividad.
- Este movimiento debe hacerse primero en grande, en la pizarra o en el aire, para activar los músculos mayores de los brazos, los hombros y los pectorales.
- Observe que las letras en el campo visual izquierdo empiezan sobre la línea central en la curva y se mueven alrededor, arriba y abajo.
- Observe que las letras del campo visual derecho empiezan sobre la línea central en el trazo hacia abajo y se mueven abajo, arriba y alrededor.

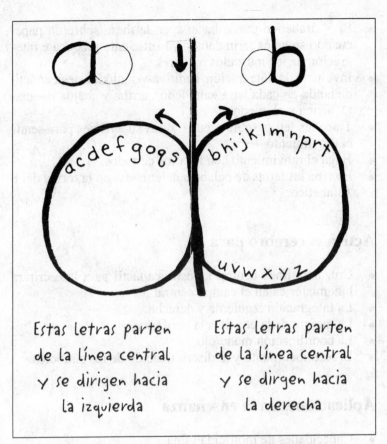

Estas letras parten
de la línea central
y se dirigen hacia
la izquierda

Estas letras parten
de la línea central
y se dirgen hacia
la derecha

Cuando mi escritura es un desastre, practico el 8 ALFABÉTICO poniendo cada letra en su lugar en el 8 PEREZOSO. Esto me ayuda a pensar de forma creativa y a escribir.

- Ayude a los alumnos a descubrir las similitudes estructurales de las letras (ej.: reconocer la «r» en la «m» y en la «n»).

Variaciones

- Hacer el 8 alfabético en parejas, doblando las rodillas y moviéndose al ritmo de cada letra.

- El 8 alfabético puede hacerse en la mesa sobre un papel cuando se ha experimentado ya suficiente práctica e integración de los músculos mayores.
- Involucre la integración auditiva/visual/kinestésica/táctil diciendo en cada letra «alrededor, arriba y abajo» o «abajo, arriba y alrededor».
- Trace las letras sobre arena u otras superficies para sentir el movimiento.
- Haga el movimiento con los ojos cerrados.
- Escriba las letras de palabras deletreadas en la forma del 8 Alfabético.

Activa el cerebro para

- Cruzar la línea central kinestésica/táctil para la escritura bihemisférica en el campo central.
- La integración izquierda y derecha.
- La mejora de la conciencia periférica.
- La coordinación mano/ojo.
- El reconocimiento y la discriminación de los símbolos.

Aplicaciones en la enseñanza

- Capacidades de motricidad fina.
- Caligrafía.
- Escritura cursiva.
- Ortografía.
- Escritura creativa.

Relación postura-comportamiento

- Relajación de los ojos, el cuello, los hombros y las muñecas mientras se escribe.
- Mejora de la concentración mientras se escribe.
- Aumento de las habilidades relacionadas con la coordinación mano/ojo.

Movimientos relacionados

Activación del brazo, pág. 69.
Giros del cuello, pág. 40.
Doble garabato, pág. 28.

Historia del movimiento

El 8 perezoso se ha venido usando durante años en la educación especial y en el aprendizaje de la percepción, para ayudar a los alumnos con graves dislexias y disgrafías. El doctor Dennison aprendió la figura del 8 para la escritura en 1974, dentro de uno de los programas que llevaba a cabo en su centro de aprendizaje en California. Inmediatamente se dio cuenta del valor de este sistema, y lo adoptó para su programa de ejercitación de los músculos mayores y su relación con la ejercitación de la vista. La remodelación del 8 alfabético del alfabeto es una aportación original del doctor Dennison al ejercicio del 8 perezoso.

El Elefante

Acerca del movimiento

El Elefante integra el cerebro para que pueda oír con ambos oídos. Este movimiento relaja la tensión muscular en el cuello, relacionada con la percepción sonora. En el movimiento del Elefante, el torso, la cabeza, y la mano y el brazo apuntando, funcionan como una sola unidad. Esta unidad se mueve alrededor de un lejano e imaginario 8 perezoso, enfocando los ojos más allá de la mano.

Consejos de enseñanza

- Indique al alumno dónde pintar el 8 antes de comenzar. Relacione el centro y los lados del 8 con algún objeto de alrededor (ej.: la línea central de la pizarra).
- El alumno se sitúa en el centro de la línea central del 8 perezoso.
- Recuerde al estudiante que permanezca con las rodillas cómodamente flexionadas.
- Examine y compruebe la capacidad del alumno para girar la cabeza antes y después del ejercicio.
- Proyecte el 8 sobre un plano lateral en la distancia (no se requiere ninguna torsión del cuerpo).
- La cabeza está sobre el hombro (si se sujeta un papel entre la cabeza y el hombro se facilita la realización de este movimiento).

- Los dos ojos están abiertos.
- El alumno apunta con su mano, mirando al infinito más allá de la misma (la mano deberá estar desenfocada si ambos ojos están procesando la información correctamente).

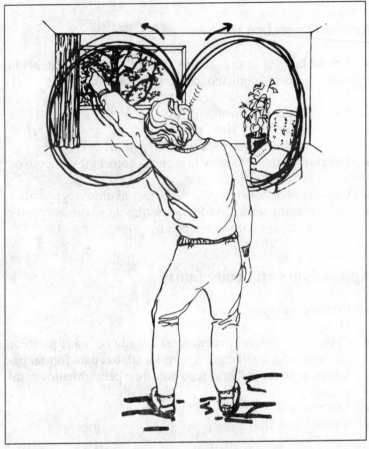

Mamá y yo hacemos juntas el ELEFANTE. Ella dice que le relaja el cuello y los ojos. Para ello escribo las palabras (y las tablas aritméticas) en el aire, con la parte superior del cuerpo. Así no las olvidaré nunca. El ELEFANTE también me ayuda a escuchar mejor. Dobla las rodillas, «pega» la cabeza al hombro y apunta con el dedo hacia adelante. Utiliza las costillas para mover toda la parte superior del cuerpo como si trazaras un 8 PEREZOSO. Mira sobre los dedos (si ves dos manos, no importa). Repítelo con el otro brazo.

Variaciones

- El alumno puede hacer el Elefante mientras está sentado.
- El alumno puede apuntar con su brazo hacia el lado izquierdo o derecho, hacia arriba o hacia la esquina.

Activa el cerebro para

- Cruzar la línea central auditiva (habilidad para la atención auditiva, reconocimiento, percepción, discriminación y memoria).
- Oír la propia voz en alto.
- Memoria a corto y largo plazo.
- Discurso silencioso; capacidad de pensar.
- Integración de la visión y la escucha con el movimiento de todo el cuerpo.
- Capacidad de los ojos para funcionar al unísono.
- Movimientos sacádicos del ojo dentro de su órbita (mover los ojos de un punto a otro punto).

Aplicaciones en la enseñanza

- Comprensión auditiva.
- Habla.
- Ortografía (descodificación: oír las sílabas y las palabras por separado; codificación: unir las sílabas para formar palabras, o juntar palabras para construir pensamientos completos).
- Matemáticas.
- Extensión digital.

Relación postura-comportamiento

- Capacidad para girar la cabeza de izquierda a derecha y viceversa.
- Visión binocular.
- Relajación del cuello mientras «enfocamos».

- Sentido del equilibrio (activa el mecanismo auditivo y vestibular).
- Coordinación de la parte superior e inferior del cuerpo.

Movimientos relacionados

- Sombrero de pensar, pág. 115.
- El Búho, pág. 65.

Historia del movimiento

El doctor Paul Dennison creó el Elefante de Edu-K en 1981. Su ingenio para invertir el propósito del 8 perezoso, a fin de evitar el movimiento de los músculos del cuello proviene de sus conocimientos del lenguaje encubierto y su relación con el movimiento del cuello.

Otros elefantes

Los elefantes se mueven con gracia y equilibrio. Un elefante adulto de la especie india puede pesar más de 4.500 kg, aunque cada centímetro cuadrado de su pie soporta sólo 10 kg de su peso. (En comparación, una mujer que pese 60 kg experimenta hasta dos kilos en cada centímetro cuadrado de sus zapatos de tacón alto.) Las orejas del elefante del este de África suponen un tercio de la superficie total de su cuerpo. Es posible que su capacidad auditiva haya influido en su considerablemente desarrollada inteligencia.

Giros del cuello

Acerca del movimiento

Los Giros del cuello relajan el cuello y liberan los bloqueos resultantes de la incapacidad para cruzar la línea central. Cuando se hacen antes de leer y escribir, mejoran el rendimiento integral. Gire la cabeza sólo hacia adelante. No se recomiendan las rotaciones completas.

Consejos de enseñanza

- El alumno gira su cabeza despacio y deliberadamente, recordando respirar.
- En el giro hacia delante la barbilla no debe sobrepasar ninguna de las clavículas.
- Descubra los puntos tirantes o tensos y mantenga la cabeza en esa posición hasta que el cuello se relaje.
- Relaje los hombros girando la cabeza con los hombros hacia arriba y repítalo con los hombros hacia abajo.
- Imagine la cabeza estirándose hacia afuera del cuerpo en lugar de dejarla caer.
- Haga los giros de cuello con los ojos cerrados y con los ojos abiertos.
- Estire siempre la cabeza para proteger el hueso atlas.

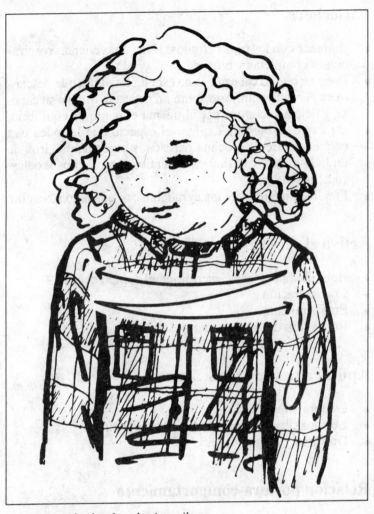

Primero, con los hombros hacia arriba....

Yo hago los GIROS DEL CUELLO *con los hombros encogidos hasta que noto cómo se relaja la tensión. Agacha la cabeza hacia delante y gírala suavemente de un lado a otro, para que pierda la tirantez. Inclina la cabeza hacia atrás y continúa girándola. Repítelo con los hombros hacia abajo. Después de hacer esto, mi voz suena mucho más fuerte cuando leo o hablo.*

Variaciones

- Empiece con los ojos cerrados. Haga unas cuantas respiraciones completas y profundas.
- Imagine que su cabeza es una esbelta escultura que descansa en perfecto equilibrio sobre un pedestal. Mueva su cabeza y déjela encontrar por sí misma el punto de equilibrio.
- Deje que su barbilla explore el espacio que la rodea con pequeños círculos, ochos perezosos y pequeños giros de un lado a otro. Continúe moviéndose en círculos y ochos cada vez mayores.
- Finalice imaginando una agradable cascada bajo su cuello.

Activa el cerebro para

- Habilidad para leer y escribir en el campo central.
- Concentración.
- Enraizamiento.
- Relajación del sistema nervioso central.

Aplicaciones en la enseñanza

- Lectura en voz alta.
- Lectura silenciosa; aptitudes para el estudio.
- Discurso y lenguaje.

Relación postura-comportamiento

- Mejora la respiración.
- Aumenta la relajación.

Movimientos relacionados

- El Búho; pág. 65.
- La Cobra; pág. 55.
- Botones del cerebro, pág. 96 .

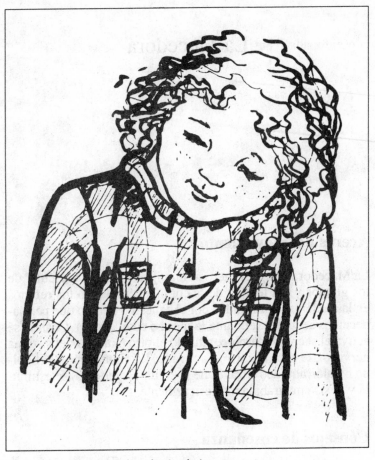

.... después, con los hombros hacia abajo.

Historia del ejercicio

Los Giros del cuello se han venido usando desde hace miles de años para aliviar el cansancio mental. El doctor Paul E. Dennison descubrió que los alumnos que no podían cruzar la línea central cuando leían, eran inmediatamente capaces de hacerlo después de una sesión de Giros del cuello.

La Mecedora

Acerca del movimiento

La Mecedora relaja el sacro al masajear el grupo muscular de los glúteos y del tendón de la corva, estimulando los reflejos en las caderas, agarrotados por el excesivo tiempo que permanecemos sentados (ej.: ante la mesa o en el coche). Cuando se activa el sacro, el cerebro, situado el otro extremo del sistema nervioso, resulta asimismo activado. La circulación del líquido cefalorraquídeo a través de la columna vertebral se estimula y el sistema trabaja más eficazmente.

Consejos de enseñanza

- El alumno debe hacer la Mecedora sobre una superficie acolchada o de madera, nunca de cemento o sobre el asfalto.
- Enseñe al alumno a utilizar sus manos o antebrazos como punto de apoyo.
- Anime al alumno a relajar primero una cadera y después la otra a base de balanceos en pequeños círculos.

Variaciones

- En una silla: el alumno se sujeta a los brazos del sillón, que le servirán como punto de apoyo al levantar los pies.

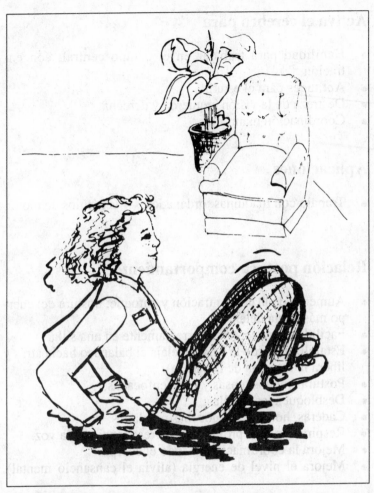

Después del colegio me gusta hacer la MECEDORA *en casa. Me ayuda a relajar las caderas después de estar sentada mucho tiempo tomando apuntes. Sentada en el suelo, me inclino hacia atrás, apoyo las manos en el suelo y me doy masajes en las caderas y en la parte trasera de las piernas, moviéndome como una mecedora en círculos, hacia delante y hacia atrás, hasta que la tensión disminuye.*

- Los alumnos podrían trabajar en parejas: uno sujeta las rodillas y la espalda del otro, moviendo el cuerpo en pequeños círculos para masajear la zona de la cadera.

Activa el cerebro para

- Habilidad para trabajar en el campo central; concentración.
- Aptitudes para el estudio.
- Destreza de la visión izquierda y derecha.
- Coordinación mano-ojo.

Aplicaciones

- Trabajo con máquinas: ordenadores y vehículos de motor.

Relación postura-comportamiento

- Aumento de la concentración y enfoque; postura del cuerpo más hacia delante.
- Facilidad para sentarse correctamente en una silla.
- Estabilización de la pelvis (relaja el balanceo hacia atrás y libera la rotación de la cadera).
- Posturas menos tensas y sobreenfocadas.
- Desbloquea las rodillas.
- Caderas, hombros y ojos más nivelados.
- Respiración más profunda; más resonancia de la voz.
- Mejora la coordinación de todo el cuerpo.
- Mejora el nivel de energía (alivia el cansancio mental).

Movimientos relacionados

Marcha cruzada, pág. 20.
Respiración abdominal, pág. 48.
La Cobra, pág. 55.
(Véase también Balanceo de gravedad, pág. 79.)

Historia del movimiento

La relación entre el sacro y el occipital se ha investigado desde hace muchos años por osteópatas y médicos quiroprácticos
(especialmente la técnica sacra occipital, conocida como
TSO, en inglés SOT). El doctor Dennison descubrió que los
estudiantes que eran incapaces de concentrarse y comprender
lo que estaban leyendo, a menudo lo conseguían después de
una sesión de Mecedora.

Respiración abdominal

Acerca del movimiento

La Respiración abdominal reeduca al alumno a respirar, en lugar de retener la respiración durante una actividad mental o un esfuerzo físico. La respiración debería abrir la cavidad torácica de delante hacia atrás, de izquierda a derecha y de arriba a abajo, incluido el abdomen. Cuando la respiración es poco profunda y sólo levanta la caja torácica, el oxígeno llega al cerebro en pequeñas dosis. Al respirar con naturalidad, oxigenamos más y facilitamos la actividad cerebral.

Consejos de enseñanza

- El alumno limpia los pulmones con una larga exhalación, en pequeños soplidos (puede imaginar que está soplando sobre una pluma en el aire para que no caiga).
- La mano descansa sobre el bajo abdomen, subiendo con la inhalación y bajando con la exhalación.
- Inhale mientras cuenta hasta 3, mantenga la respiración mientras cuenta 3, y exhale mientras cuenta hasta 3. Repita. Si le resulta fácil, hágalo contando hasta 4 o incluso hasta 5.
- La respiración debe ser automática. La música puede ayudarle a respirar a su ritmo, evitando tener que contar.
- Recuerde exhalar durante un esfuerzo (ej.: levantando peso, dando patadas o empujando).

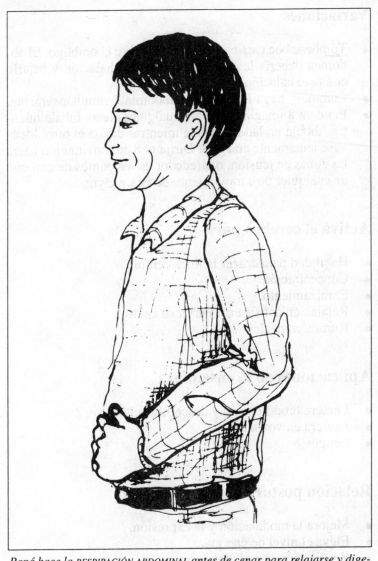

Papá hace la RESPIRACIÓN ABDOMINAL antes de cenar para relajarse y dige-rir mejor la comida. Yo lo hago siempre que estoy un poco tensa o ner-viosa. Es una forma de tranquilizarse rápidamente. Ponte la mano en el abdomen. Espira todo el aire de dentro, poco a poco, con soplidos suaves (como si mantuvieras una pluma en el aire). Luego inspira lenta y profun-damente llenándote poco a poco, como un globo. La mano se levantará suavemente cuando inspires y bajará cuando espires. Si arqueas la espal-da después de inspirar, aún entrará más el aire.

Variaciones

- Túmbese boca arriba con un libro sobre el ombligo. El abdomen debería levantarlo durante la inhalación y bajarlo con la exhalación.
- Camine y haga Respiración abdominal simultáneamente.
- Pinte un 8 imaginario sobre cualquier plano. Inhale mientras dibuja un lado y exhale mientras dibuja el otro. Muévase lentamente con el 8. Dirija el 8 en movimiento hacia las zonas en tensión, o alrededor de los puntos de enfoque de cualquier otro movimiento de Brain Gym.

Activa el cerebro para

- Habilidad para cruzar la línea central.
- Concentración.
- Enraizamiento.
- Relajación del sistema nervioso central.
- Ritmos craneales.

Aplicaciones en la enseñanza

- Lectura (codificación y descodificación).
- Lectura en voz alta.
- Lenguaje.

Relación postura-comportamiento

- Mejora la modulación y la expresión.
- Eleva el nivel de energía.
- Respiración con el diafragma.
- Aumenta la duración de la atención.

Movimientos relacionados

La Mecedora, pág. 44.
Bostezo de energía, pág. 112.
(Véase también las actividades de estiramiento, págs. 61-85.)

Historia del movimiento

La respiración es una habilidad automática e inconsciente que se ajusta a las necesidades de la tarea a realizar. A veces la gente aprende incorrectamente a contener la respiración como parte del reflejo de alerta y huida de los tendones (véase Flexión de pie). Los intentos conscientes para controlar la respiración sólo provocan confusión en torno a la misma. Dennison ha enseñado la Respiración abdominal a sus alumnos de lectura después conseguir relajar el reflejo de alerta y huida de los tendones, con excelentes resultados. La respiración trabajosa y bloqueada se vuelve natural y espontánea, llevando más oxígeno a la sangre y al cerebro en aquellas actividades que requieren cruzar la línea central.

Marcha cruzada en el suelo

Acerca del movimiento

La Marcha cruzada en el suelo es un conjunto de ejercicios de suelo que refuerzan los abdominales, relajan el final de la columna vertebral y activan la integración de ambos hemisferios cerebrales al mismo tiempo. El resultado es un mejor sentido de organización en la zona de la línea central y de los músculos centrales del cuerpo.

Consejos de enseñanza

- El alumno hace el ejercicio mientras está apoyado en su espalda. Las rodillas y la cabeza están levantadas, y las manos sujetan la cabeza por detrás.
- El cuello está relajado; la respiración es rítmica.
- El alumno toca con un codo la rodilla opuesta y alterna este movimiento como si pedaleara en una bicicleta.
- El alumno puede imaginar una «x» entre sus caderas y sus hombros, tomando conciencia de sus abdominales.

Variaciones

- El alumno se tumba con los brazos bajo su cabeza y las piernas extendidas. Levanta una rodilla y la toca con la

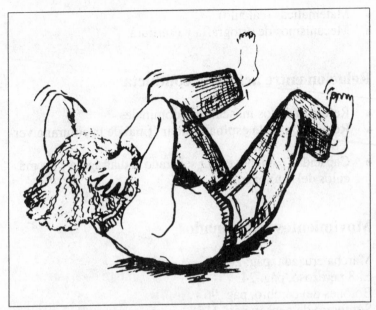

La MARCHA CRUZADA EN EL SUELO es mi calentamiento favorito para los deportes y los juegos. Hago como que pedaleo en una bicicleta mientras me toco la rodilla opuesta con el codo. ¡De esta forma se me despejan el cuerpo y la mente!

mano contraria, imitando la Marcha cruzada. Esto reforzará los músculos abdominales del alumno que no sea capaz de hacer el ejercicio como describimos arriba.

Activa el cerebro para

- Integración izquierda-derecha.
- Concentración y enraizamiento.
- Tomar conciencia de los músculos centrales.

Aplicaciones en la enseñanza

- Lectura (descodificación y codificación).
- Habilidades para escuchar.

- Matemáticas (cálculo).
- Mecanismos de ortografía y escritura.

Relación entre actitud y conducta

- Refuerzo de los músculos abdominales.
- Relajación de la espina lumbar (final de la columna vertebral).
- Capacidad para mover por separado el diafragma y los músculos del estómago.

Movimientos relacionados

Marcha cruzada, pág. 20.
El 8 perezoso, pág. 24.
Botones del cerebro, pág. 96.
Sombrero de pensar, pág. 115.

Historia del ejercicio

Los movimientos tradicionales para sentarse pueden fomentar un mal uso de los músculos de la espalda y de las piernas, provocando contención de la respiración, tensión de los músculos de la espalda y expansión de los muslos. Generalmente la gente hace mal los ejercicios de suelo o simplemente no los realiza. El doctor Paul E. Dennison descubrió que la Marcha cruzada en el suelo era un método seguro y correcto para reforzar y educar los músculos abdominales para que trabajen adecuadamente. Cuando enseñaba este ejercicio, sus alumnos conseguían coordinar mejor los dos lados del cuerpo y el cerebro, y comprobó que su respiración se hacía más fácil y espontánea.

La Cobra

Acerca del movimiento

El alumno se sienta cómodamente en una silla con la cabeza apoyada en un pupitre o en una mesa. Sitúa sus manos sobre el pupitre frente a sus hombros, con los dedos apuntando ligeramente hacia dentro. Al tiempo que inhala nota su respiración fluyendo hacia la línea central, como una fuente de energía, levantando primero la frente, después el cuello y, finalmente, la parte superior de espalda. El diafragma y el pecho están abiertos y los hombros relajados. Esta relajación es tan importante como la elevación. El alumno apoya su cabeza en el pecho, entonces baja la frente hasta que descansa sobre el pupitre.

Consejos de enseñanza

- Separe los hombros y relájelos hacia abajo.
- Repita el ejercicio tres veces y notará cómo cada vez resulta más fácil.
- Recuerde respirar hacia la base de la columna.
- Experimente su respiración, más que sus músculos, como fuente de su fuerza.

Variaciones

- La Cobra se puede hacer acostado boca abajo sobre una colchoneta. El cuerpo está relajado y el alumno levanta la cabeza, y luego la parte superior de la espalda, como antes. Las caderas y la parte inferior del cuerpo están relajadas sobre la colchoneta.

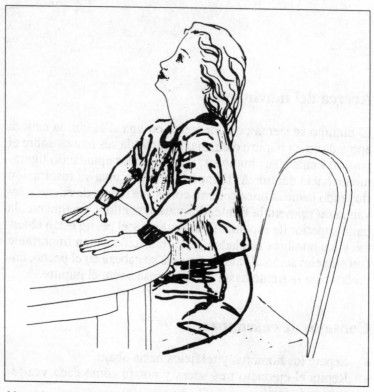

Mamá hace la COBRA *para relajarse después de un día duro. Dice que se siente más fresca para las actividades nocturnas. A veces la hacemos juntas. Imagina que eres una serpiente y levanta suavemente la cabeza hacia atrás dejando que la parte superior del cuerpo la siga. Mantén los músculos de la parte de atrás de la cintura inmóviles y relajados.*

Activa el cerebro para

- Habilidad para cruzar la línea central.
- Relajación del sistema nervioso central.

Aplicaciones en la enseñanza

- Habilidades de la visión binocular y del trabajo en equipo de ambos ojos.
- Comprensión auditiva.
- Potencialidades del discurso y el lenguaje.
- Coordinación mano-ojo.

Relación postura-comportamiento

- Mejora las posturas.
- Mejora la concentración y la atención.
- Aumento del tono de voz y de la respiración.

Movimientos relacionados

El Búho, pág. 65.
Botones del cerebro, pág. 96.
Respiración abdominal, pág. 48.

Historia del movimiento

Distintos tipos de Cobras se han venido usando desde hace miles de años para mantener la columna flexible, elástica y relajada. Cuando el cuerpo consigue una gama amplia de movimientos, la mente está más disponible para explorar otras posibilidades. En 1974, Dennison empezó a usar variaciones de la Cobra en sus centros de aprendizaje para modificar las posturas estresadas al sentarse en el pupitre, al trabajar con el ordenador o viendo la televisión. Estas actividades acentúan la convergencia y el enfoque hacia delante sin dejar que se activen los músculos opuestos.

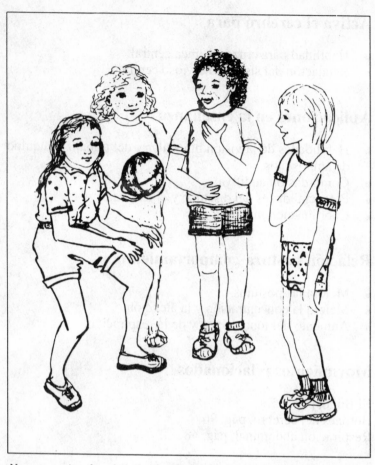

*Nuestro equipo de voleibol es realmente excelente. Todos mis amigos y yo hacemos **Brain Gym** antes de empezar el juego. Después podemos movernos y pensar más fácilmente (y el otro equipo ya no parece tan peligroso). Durante el juego, pienso en una «x» y así saco el máximo rendimiento de todos mis movimientos.*

La «x»

La «x» es un símbolo positivo en Brain Gym y kinesiología educativa (véase *Edu-K for Kids,* de Dennison y Dennison). La «x» simboliza el cruce de la línea central. En teoría, el hemisferio izquierdo mueve la parte derecha del cuerpo y el hemisferio derecho mueve la izquierda. Este ejercicio enseña al cerebro a trabajar en conjunto, preparando los dos lados para los procesos receptivo y expresivo.

Los alumnos deben acordarse de responder a las situaciones de la forma más óptima, con todo el cerebro, pensando en una «x». Dondequiera que sea apropiado, se pueden poner signos de «x» para reclamar la atención visual del alumno. La «x» también recuerda al 8 perezoso, ya que activa ambos hemisferios para el movimiento y la relajación del cuerpo, y activa ambos ojos para la visión binocular. Cuanto más se ejercite la Marcha cruzada y los distintos ejercicios de Brain Gym, la «x» será más efectiva y automática.

ACTIVIDADES DE ESTIRAMIENTO

En fisiología, el reflejo de contraer los músculos es la respuesta automática ante el peligro y las adversidades del entorno. Este reflejo de miedo ha servido para protegernos, a través de los siglos, de las amenazas reales a nuestras vidas. También influye en la postura contrayendo los tendones de la parte trasera del cuerpo, desde los pies hasta la cabeza. Esta contracción, conocida en la Técnica quiropráctica sacro-occipital como «el reflejo de alerta y huida de los tendones», nos resulta difícil, cuando no imposible, de relajar sin la ejercitación, una vez que ya la hemos aprendido.

Las actividades de estiramiento se parecen a los ejercicios de estiramiento y calentamiento muscular que realizan los atletas y bailarines. Sin embargo, el objetivo de estas actividades es completamente distinto: están dirigidas a reeducar el cuerpo para llevar a cabo cambios duraderos de posturas, volviendo los músculos a su extensión normal. Pueden ser también utilizados para tonificar los músculos antes o después de un ejercicio físico.

Las actividades de estiramiento de Brain Gym han demostrado ser eficaces cuando se usan para relajar los reflejos relacionados con discapacidades en el lenguaje. La lectura, la escritura, el oído y el habla son percibidos por algunos jóvenes como amenazas directas a su supervivencia. Estas capacidades comunicativas deben responderse con un sentido de la aventura, curiosidad y asunción de riesgo, antes que con miedo.

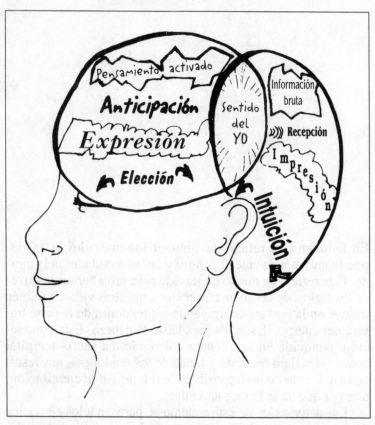

Las ACTIVIDADES DE ESTIRAMIENTO de **Brain Gym** me ayudan a asumir una postura que hace que consiga lo que quiero. En el momento en que me siento paralizada o que no puedo expresar lo que sé, hago las ACTIVIDADES DE ESTIRAMIENTO. Después me noto más animada y vuelvo a disfrutar de participar en cualquier cosa.

El Búho

Acerca del movimiento

El Búho es un ejercicio específico de Brain Gym para relajar el estrés producido en los hombros por la lectura y la coordinación mano-ojo. Los estiramientos de cuello y de los músculos de los hombros devuelven el movimiento y la circulación de la sangre y la energía hacia el cerebro para mejorar el enfoque, la atención y las habilidades de la memoria.

Consejos de enseñanza

- El alumno mueve su cabeza suavemente a través del campo central manteniendo el nivel de su barbilla.
- La cabeza se mueve cada vez más lejos hacia las posiciones auditivas de la izquierda y la derecha con cada relajación.
- Apretando el hombro se facilita la relajación de los músculos del cuello que pueden ser reactivos a las habilidades auditivas (oído, habla o pensamiento).
- Por último, la cabeza se ladea hacia delante durante la exhalación, relajando los músculos posteriores del cuello.

Variaciones

- Parpadee ligeramente, dejando que la vista se mueva de un lado a otro del horizonte.
- Añada una o dos respiraciones completas a cada una de las posiciones de extensión (cabeza a la izquierda, a la derecha, barbilla abajo), relajándose completamente en cada fase.

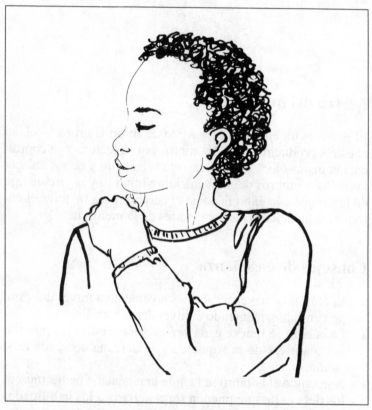

EL BÚHO relaja esas pequeñas tensiones que aparecen cuando estás mucho tiempo sentado leyendo. Josh se toma un pequeño descanso para hacer el BÚHO, así está más fresco para la siguiente lección. Agárrate el hombro y apriétate los músculos con firmeza. Gira la cabeza para mirar por encima del hombro. Respira profundamente y echa los hombros hacia atrás. Después mira por encima del otro hombro, volviendo ambos a su sitio. Baja la barbilla hasta el pecho y respira profundamente, dejando que los músculos se relajen. Repítelo con la mano contraria apretando el hombro opuesto.

- Acentúe la escucha con el oído izquierdo (cabeza a la izquierda), con el oído derecho (cabeza a la derecha) y con ambos oídos a la vez (barbilla abajo).
- Emita un sonido, como el «uuuh» de un búho, durante la exhalación.

Activa el cerebro para

- Cruzar la línea central auditiva (incluyendo la atención auditiva, el reconocimiento, la percepción, la discriminación y la memoria).
- Escucharse en voz alta.
- Memoria a corto y largo plazo.
- Lenguaje silencioso; capacidad de pensar.
- Movimiento sacádico de los ojos.
- Integración de la vista y el oído con el movimiento de todo el cuerpo.

Aplicaciones en la enseñanza

- Comprensión auditiva.
- Lenguaje.
- Ortografía (codificación y descodificación).
- Cálculo matemático.
- Expansión digital.

Habilidades afines

- Mecanografía; trabajo con ordenadores.

Relación entre actitud y conducta

- Capacidad para girar la cabeza de izquierda a derecha.
- Fuerza y equilibrio de los músculos del cuello posteriores y frontales.
- Relajación del cuello al enfocar.

- Movimiento sacádico de los ojos (relaja la vista fija y la vista desviada).
- Centrado de la cabeza (alivia la inclinación de la cabeza o la necesidad de inclinarse sobre los codos).
- Relaja los músculos del cuello, la mandíbula y los hombros.
- Equilibra los músculos posteriores y frontales del cuello (alivia posturas forzadas).

Movimientos relacionados

El Elefante, pág. 36.
Sombrero de pensar, pág. 115.
Véase también Activación del brazo, pág. 69 (sólo para la tensión del cuello y los hombros).

Historia del movimiento

El Búho es una autoayuda para relajar el músculo del trapecio superior, inventado por el doctor Dennison, para mejorar la tensión que se experimenta cuando se realizan actividades dentro del entorno próximo, como leer, escribir, realizar cálculos matemáticos y trabajos con ordenadores. Al igual que el Elefante, este movimiento reeduca la propiocepción de los músculos del cuello y de la espalda relacionados con las actividades auditivas. Cuando se restablece esta propiocepción, se incrementa la capacidad para escuchar, para pensar y para acceder a la memoria.

Más sobre el búho

Este animal tiene cabeza y ojos grandes, y suaves plumas que le permiten volar en silencio. Mueve los ojos y la cabeza al mismo tiempo. Tiene un campo de visión total, pudiendo mover su cabeza 180°. También posee un oído que funciona como un radar.

Activación del brazo

Acerca del movimiento

La Activación del brazo es una actividad isométrica de autoayuda que estira los músculos pectorales superiores y de los
hombros. El control muscular en las actividades de motricidad
fina y gruesa proviene de esa zona. La tensión y el agarrotamiento de los músculos en este área impiden las actividades mus-
culares relacionadas con la escritura y el control de las herramientas.

Consejos de enseñanza

- El alumno siente sus brazos mientras cuelgan sueltos de
  los lados.
- El alumno activa un brazo como se muestra en el dibujo;
  compara la extensión de ambos, así como su relajación y
  flexibilidad. Luego activa el otro brazo.
- El ejercicio se hace en cuatro posiciones: hacia fuera de la
  cabeza, hacia delante, hacia atrás y hacia la oreja.
- El alumno busca la mejor postura para activar más como-
  damente, manteniendo la cabeza libre y centrada.
- El alumno nota la activación de su brazo como si éste em-
  pezara en la caja torácica.
- El alumno espira durante la activación, manteniendo la
  respiración hasta contar 8 o más en cada dirección.

- El alumno puede notar que se incrementa la relajación de todo el cuerpo, la fuerza y la vitalidad mientras la tensión del brazo va cediendo.
- Para completar el movimiento, el alumno gira o sacude sus hombros y experimenta la relajación.

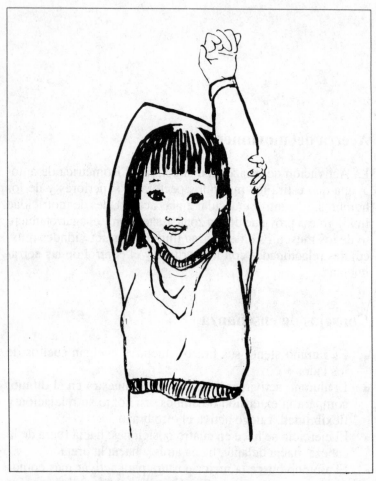

La ACTIVACIÓN DEL BRAZO ayuda a escribir a mano, a deletrear ¡y también a escribir creativamente! Pon un brazo cerca del oído. Espira suavemente con los labios fruncidos mientras activas los músculos empujando el brazo contra la otra mano en las cuatro direcciones (adelante, atrás, adentro y afuera). Nikko dice que nota que se le relajan los hombros y que se encuentra listo para trabajar.

Variaciones

- Haga más de una respiración completa en cada posición del movimiento.
- Estírese lo más posible para abrir el diafragma.
- El ejercicio puede hacerse sentado, de pie o tumbado, con una relajación distinta en cada posición.
- La Activación del brazo puede hacerse en distintas posiciones (ej.: el brazo estirado hacia arriba, apoyado en la cadera, por detrás de la cintura, etc.)

Activa el cerebro para

- La integración del cerebro posterior y anterior (ayuda a relajar posturas rígidas).
- Expresión oral y lenguaje.
- Uso abierto del diafragma; mejora de la respiración.
- Coordinación ojo-mano y manejo de herramientas.

Aplicaciones en la enseñanza

- Caligrafía; escritura cursiva.
- Ortografía.
- Escritura creativa.

Habilidades afines

- Manejo de máquinas (ej.: ordenadores y máquinas de escribir).

Relación postura-comportamiento

- Aumenta la duración de la concentración para trabajos escritos.
- Aumenta la concentración y el enfoque.
- Mejora la respiración y relaja la actitud.

- Incrementa la habilidad para expresar ideas.
- Aumenta la energía en las manos y los dedos (relaja el agarrotamiento de los dedos al escribir).

Movimientos relacionados

El Búho, pág. 65.
Botones de tierra, pág. 100.
Botones de equilibrio, pág. 104.
La Mecedora, pág. 44.
El 8 alfabético, pág. 32.

Historia del movimiento

La Activación del brazo conecta las capacidades expresivas, de escritura y manipulación de los centros creativos del cerebro, relajando la zona del pecho, del corazón y del sistema límbico. El doctor Paul E. Dennison descubrió que la corrección de la capacidad básica para la escritura es fundamental para liberar las potencialidades creativas de la misma. Los primeros bloqueos en la expresión continúan inhibiendo a la gente a lo largo de su vida, a no ser que relajen su musculatura y su fisiología.

Flexión de pie

Acerca del movimiento

Al igual que el Bombeo de pantorrilla, el ejercicio de Flexión de pie es un movimiento del proceso reeducativo para restablecer la extensión natural de los tendones de los pies y de la parte inferior de las piernas. Los tendones se contraen para proteger al individuo cuando percibe un peligro. Esto está provocado por un reflejo de alerta y huida del cerebro, que actúa sobre los tendones. Manteniendo extendidos los tendones de la zona posterior de la pierna, a la vez que manipulamos y estimulamos el pie, se relaja el reflejo de alerta y huida.

Consejos de enseñanza

- El alumno, sentado, pone la yema de sus dedos en el principio y el final del músculo de la pantorrilla. Se imagina que los tendones y los músculos que van desde atrás de la rodilla hasta el tobillo parecen rollos de arcilla. Puede buscar los puntos tensos al principio y al final de esas bandas, y sujetarlos suavemente hasta que «se ablanden y se fundan».
- Mientras sujeta esos puntos, el alumno va apuntado con su pie, flexionándolo lenta y metódicamente, arriba y abajo, hasta que va relajándose. El mismo movimiento debe repetirse con el otro pie.

Variaciones

- Busque otros puntos tensos o blandos a lo largo del músculo de la pantorrilla y sujételos mientras apunta y flexiona su pie.
- Sujete los puntos a lo largo de la parte frontal de la rodilla y del tobillo mientras apunta y flexiona el pie, relajando los músculos de la tibia y del peroné a lo largo del hueso de la espinilla.

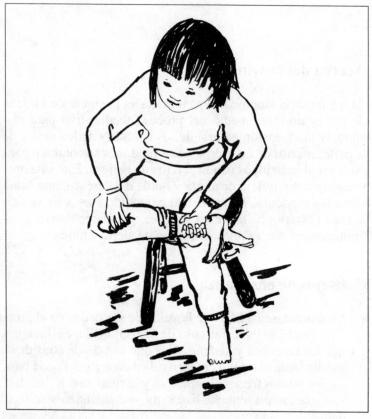

A veces Nikko no puede encontrar las palabras, aunque conozca las respuestas. Cuando le ocurre ésto, hace la FLEXIÓN DE PIE. *Esto funciona rápidamente, pues conecta la sección del cerebro responsable del lenguaje. Aprieta los puntos sensibles del tobillo, la pantorrilla y la parte trasera de la rodilla, uno detrás de otro, mientras doblas y flexionas el pie suavemente.*

Activa el cerebro para

- Integración de las partes anterior y posterior del cerebro.
- Expresión oral y habilidades para el lenguaje.

Aplicaciones en la enseñanza

- Comprensión auditiva; comprensión de la lectura.
- Habilidad para la escritura creativa.
- Habilidad para seguimiento y culminación de tareas.

Relación postura-comportamiento

- Postura incorporada y relajada.
- Rodillas desbloqueadas.
- Mejora del comportamiento social.
- Prolongación de la atención.
- Aumenta la capacidad de comunicación y respuesta.

Movimientos relacionados

Bombeo de pantorrilla, pág. 76.
La Mecedora, pág. 44.
Botones de tierra, pág. 100.
Bostezo de energía, pág. 112.
Toma a tierra, pág. 82.
El 8 alfabético, pág. 32.

Historia del movimiento

Mientras trabajaba con niños con dificultades de lenguaje, el doctor Paul E. Dennison descubrió la relación entre los tendones de la pantorrilla y el aprendizaje del habla y del lenguaje. En muchos casos, los niños hiperactivos que no hablaban fueron capaces de prestar atención, escuchar, aprender y desarrollar el lenguaje después de relajar los músculos de la pantorrilla.

Bombeo de pantorrilla

Acerca del movimiento

El Bombeo de pantorrilla, al igual que la Flexión de pie, es un movimiento del proceso reeducativo para restablecer la extensión natural de los tendones de los pies y de la parte inferior de las piernas. Los tendones se contraen para proteger al individuo cuando percibe un peligro. Esto está provocado por un reflejo del cerebro para retirarse y escapar de la amenaza (reflejo de alerta y huida de los tendones). Si se extiende el tendón de detrás de la pierna mientras se presiona el talón hacia abajo, se consigue relajar este reflejo.

Consejos de enseñanza

- El alumno se sitúa de pie frente a una pared o al respaldo de una silla. Apoyándose con sus manos, coloca una pierna hacia atrás y se inclina hacia delante, flexionando la rodilla de la pierna avanzada.
- En la posición inicial, el talón de la pierna de atrás está levantado del suelo y el peso se sitúa en la pierna delantera. En la segunda posición, el peso se va pasando a la pierna posterior, mientras se va apretando el talón contra el suelo.
- Espire mientras aprieta el talón contra el suelo. Repítalo tres veces.
- La pierna estirada y la espalda están en el mismo plano.

Variaciones

- Estire aún más los tendones, bajando el talón sobre el borde de un escalón o bloque.
- Estire los músculos de la parte superior de la pierna, enderezando la pierna delantera mientras lleva el peso a la pierna trasera.

Activa el cerebro para

- Integración del cerebro anterior y posterior.
- Expresión oral y habilidades para el lenguaje.

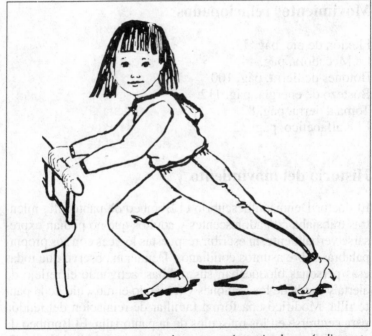

El BOMBEO DE PANTORRILLA te ayuda a estar más motivado y más dispuesto a moverte. Nosotros lo hacemos siempre que nos sentimos «estancados». Mientras te inclinas hacia delante y espiras, inclina suavemente el talón trasero hacia el suelo. Luego levanta el talón e inspira profundamente. Repítelo tres veces con cada lado. Cuanto más dobles la rodilla delantera, más estiramiento sentirás en la parte trasera de la pantorrilla.

77

Aplicaciones en la enseñanza

- Comprensión auditiva.
- Comprensión de la lectura.
- Habilidad para la escritura creativa.
- Habilidad para el seguimiento y la finalización de tareas.

Relación postura-comportamiento

- Mejora del comportamiento social.
- Prolongación de la atención.
- Capacidad de comunicación y respuesta.

Movimientos relacionados

Flexión de pie, pág. 73.
La Mecedora, pág. 44.
Botones de tierra, pág. 100.
Bostezo de energía, pág. 112.
Toma a tierra, pág. 82.
El 8 alfabético, pág. 32.

Historia del movimiento

El doctor Dennison descubrió el Bombeo de pantorrilla mientras trabajaba con adolescentes y adultos que no podían expresarse verbalmente, ni escribir respuestas lógicas con sus propias palabras sobre asuntos cotidianos. Dennison observó que todas esas personas bloqueaban sus rodillas, activando el reflejo de alerta y huida de los tendones y tensando el músculo de la pantorrilla. Modificó una forma familiar de relajación del tendón para centrarse en los músculos de la pantorrilla. El Bombeo de pantorrilla se desarrolló para atraer la atención del alumno a la zona de la pantorrilla donde se origina el reflejo de alerta y huida. En bastantes casos se consiguió modificar la personalidad, actitud y capacidades para el lenguaje de los alumnos, en cuanto relajaban ese reflejo por medio de este ejercicio.

Balanceo de gravedad

Acerca del movimiento

El Balanceo de gravedad es una actividad reeducativa de movimiento que restablece la integridad de la zona de los tendones, caderas y pelvis. El ejercicio utiliza el equilibrio y la gravedad para liberar tensión en las caderas y en la pelvis, permitiendo al alumno descubrir posturas cómodas tanto de pie como sentado. El alumno se sienta cómodamente cruzando un pie sobre el otro a la altura de los tobillos, inclinándose hacia delante.

Consejos de enseñanza

- El alumno se inclina hacia delante, dejando que la gravedad actúe. Experimentará cómo la parte superior del cuerpo fluye y se aleja de la base fija de sus piernas y caderas. Inclinándose hacia delante, estira y relaja las piernas y los músculos de la espalda.
- Se inclina hacia delante dejando a los brazos deslizarse por todos los sitios a los que puedan llegar. La espiración se corresponde con el estiramiento hacia abajo y hacia delante. La inspiración tiene lugar cuando deja subir los brazos y el tronco en paralelo con el suelo.
- Repita tres veces; luego cambie de pierna.

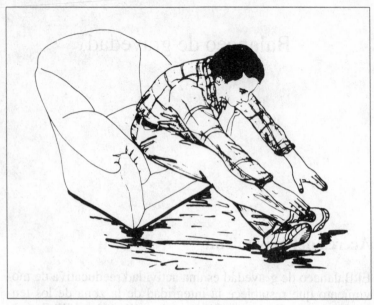

Papá dice que le gusta hacer el BALANCEO DE GRAVEDAD después de un día de estar sentado en el trabajo o conduciendo el coche. Yo lo hago antes de practicar cualquier deporte. Cruza los tobillos. Mantén las rodillas sueltas. Cuando te sientas estable, inclínate con el cuerpo hacia delante, dejando que los brazos se deslicen hacia abajo mientras espiras, y hacia arriba mientras inspiras. Repítelo tres veces y luego cambia las piernas. Siempre que hago este movimiento noto el cuerpo más ligero.

Variaciones

- Cuando esté preparado para ello, inicie el Balanceo de gravedad con los ojos cerrados.
- Haga el Balanceo de gravedad mientras está de pie. Cruce las piernas y comience un balanceo suave. Estírese hacia delante y hacia abajo con las rodillas flexionadas.

Activa el cerebro para

- Sentido de equilibrio y coordinación.
- Autoconfianza y concentración.

- Aumento de la atención visual (integración de las partes anterior y posterior del cerebro).
- Respiración más profunda; incremento de energía.

Aplicaciones en la enseñanza

- Comprensión de la lectura.
- Cálculo mental.
- Pensamiento abstracto sobre contenidos.

Relación postura-comportamiento

- Seguridad en uno mismo y estabilidad.
- Confianza.
- Autoexpresión.
- Postura enraizada (integridad de las posturas de las partes alta y baja del cuerpo).
- Posturas relajadas después de pasar mucho rato sentado.

Movimientos relacionados

Bombeo de pantorrilla, pág. 76.
Flexión de pie, pág. 73.
Toma a tierra, pág. 82.
El Elefante, pág. 36.

Historia del movimiento

Dennison aprendió de su profesor de baile una versión para realizar este movimiento. Después del ejercicio, fue inmediatamente capaz de moverse más suavemente y disfrutar con un nuevo sentido del equilibrio y la libertad en relación con la gravedad. Les enseñó a sus alumnos este ejercicio, muchos de los cuales sufrían una incapacidad para moverse libremente o encontrar el sentido del equilibrio. Aquellos que aprendieron el Balanceo de gravedad experimentaron un incremento del sentido de la organización dentro de su cuerpo, aumentando la capacidad organizativa en su aprendizaje.

81

Toma a tierra

Acerca del movimiento

Toma a tierra es un ejercicio de estiramiento para relajar los músculos ilíacos. La contracción de este grupo de músculos es la respuesta al estrés acumulado en la zona pélvica y reduce el movimiento y la flexibilidad. Esta inhibición en las caderas bloquea el sacro, acorta la respiración e interfiere en el movimiento craneal. El grupo de músculos ilíacos es uno de los más importantes del cuerpo humano. Es el conjunto de músculos estabilizador del cuerpo y que lo afirma respecto al suelo, y su flexibilidad es esencial para el equilibrio, la coordinación total del cuerpo y el enfoque del mismo.

Consejos de enseñanza

- Los pies del alumno deben estar ligeramente más abiertos que los hombros.
- Los pies deben formar un ángulo recto el uno con el otro.
- El talón de la pierna flexionada se alinea con el empeine de la pierna estirada.
- La rodilla doblada se desliza, en línea recta, hacia afuera del pie.
- El torso y la pelvis forman una escuadra, mirando al frente; la cabeza, la rodilla doblada y el pie, mirando al lado.
- La pelvis se inclina hacia delante, no se retuerce.

- El estiramiento tiene lugar en el músculo que recorre la cadera interior de la pierna estirada.

Variaciones

- Échese hacia delante, con todo el cuerpo mirando a la pierna doblada. Relájese en esta posición, respirando profundamente (avanzado, sólo para los alumnos más ágiles).

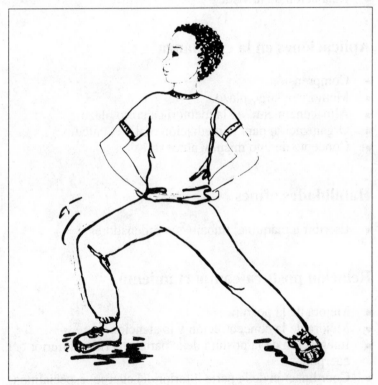

La TOMA A TIERRA ayuda a Josh a concentrar su energía en lo que está haciendo. Empieza con las piernas cómodamente separadas y con el pie derecho hacia la derecha. Mantén el pie izquierdo apuntando directamente hacia delante. Ahora dobla la rodilla derecha mientras espiras y, luego, inspira mientras enderezas la misma pierna. Mantén las caderas rectas. Esto refuerza los músculos de las caderas (lo notas en la pierna que está recta) y ayuda a estabilizar la espalda. Hazlo tres veces y luego repítelo con la parte izquierda.

Activa el cerebro para

- Cruzar la línea central de participación.
- Relajación de todo el cuerpo.
- Afirmar el cuerpo respecto al suelo.
- Concentración.
- Organización.
- Conciencia espacial.
- Mejora de la respiración.
- Relajación de la vista.

Aplicaciones en la enseñanza

- Comprensión.
- Memoria a largo plazo.
- Almacenamiento de la memoria a corto plazo.
- Organización para la mediación oral y el cálculo.
- Concepto de uno mismo; autoexpresión.

Habilidades afines

- Escribir a máquina; trabajo con ordenadores.

Relación postura-comportamiento

- Mejora de la postura.
- Mejora de la concentración y la atención.
- Integración de la postura de la parte superior e inferior del cuerpo.
- Coordinación de la parte inferior del cuerpo, especialmente durante largos periodos de inactividad.
- Nivelación de las caderas.
- Posturas más enraizadas y relajadas.

Historia del movimiento

Este estiramiento suave de los músculos ilíacos fue una modificación de Gail Dennison a un ejercicio para la postura El Arquero. Gail sabía la importancia de este movimiento por su familiaridad con las técnicas de toques para la salud e integración de la postura. La fuerza y la flexibilidad del grupo de músculos ilíacos también se contempla en el Tai Chi y todas las artes marciales. La Toma a tierra activa sin peligro el sistema de músculos que conecta, mueve y estabiliza las dimensiones superior e inferior, izquierda/derecha y posterior/frontal del cuerpo. Utilizado en las clases de Brain Gym desde 1984, la Toma a tierra es una valiosa aportación a las actividades de estiramiento.

EJERCICIOS DE ENERGÍA

Los ejercicios de energía de Brain Gym facilitan el flujo de la energía electromagnética a través del cuerpo. Estas actividades ayudan a restablecer las conexiones neurológicas entre el cuerpo y el cerebro. Sostienen los cambios positivos eléctricos y químicos que se producen durante todas las actividades mentales y físicas. Los circuitos de izquierda a derecha, derecha a izquierda, cabeza a pie, pie a cabeza y de espalda hacia el frente, del frente hacia la espalda, establecen y sostienen nuestro sentido de la lateralidad, la concentración y el enfoque, así como nuestra conciencia de dónde estamos en el espacio y de cómo nos relacionamos espacialmente con los objetos de nuestro entorno.

El cuerpo humano es uno de los más complejos sistemas eléctricos. Todos los estímulos visuales, auditivos o kinestésicos y, en realidad, toda la información sensorial se transforman en señales eléctricas y llegan al cerebro a través de las fibras nerviosas. El sistema nervioso del cuerpo depende de estas pequeñas corrientes eléctricas para pasar mensajes de la vista, oído, tacto, gusto y olfato hacia el cerebro. Entonces, éste reenvía las señales eléctricas a través de las fibras nerviosas para indicar a los sistemas muscular, visual y auditivo cómo deben responder. Estas corrientes viajan a una velocidad superior a 400 km por hora (más deprisa que el tren eléctrico más veloz).

Todos los ejercicios de energía nos han llegado de la teoría de la acupuntura oriental. Esta ciencia antigua, respetada por las autoridades médicas occidentales, aparece recogida por vez primera en un escrito en China hace más de 4.000 años. La teoría describe los circuitos electromagnéticos del cuerpo como meridianos de la energía que fluye, como ríos, en direcciones específicas y hacia todas las distintas zonas del cuerpo. De la misma forma que en los circuitos eléctricos de una instalación puede producirse una sobrecarga, estos meridianos pueden resultar bloqueados o desconectarse, impidiendo el flujo normal de la comunicación cerebro/cuerpo.

El doctor Ifor Capel del departamento de investigación de la fundación Marie Curie Cancer Memorial, en Surrey, Inglaterra, asegura que «según sabemos, cada centro cerebral genera impulsos con una frecuencia específica, que depende de los neurotransmisores predominantes que segrega. En otras palabras, el sistema de comunicaciones interno del cerebro –su lenguaje– se basa en frecuencias... Presumiblemente, cuando transmitimos ondas de energía eléctrica de, por ejemplo, 10 her-

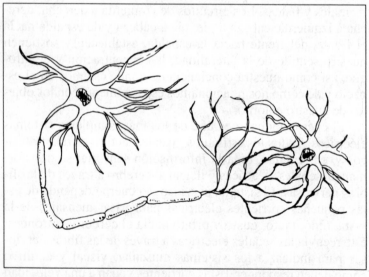

En clase de ciencias aprendemos que el cerebro tiene billones de minúsculas células nerviosas llamadas neuronas. Al igual que los teléfonos, conectan diferentes circuitos en el cuerpo. Cuando practico los EJERCICIOS DE ENERGÍA, noto como si estuviera haciendo esas conexiones, así mi sistema interno de comunicación trabaja aún mejor.

cios, ciertas células situadas en la base de la parte inferior del cerebro responderán porque, normalmente, se activan en esa escala de frecuencia».

Muchos de los ejercicios de energía se usan en acupresión, en Jin Shin Jitsu, Jin Shin Do, Touch for Health (toques para la salud) y Applied Kinesiology (kinesiología aplicada). El doctor Dennison utilizó nombres de juegos para cada ejercicio de energía mientras trabajaba con sus alumnos en su centro de enseñanza.

Agua

Acerca del movimiento

El agua es un magnífico conductor de la energía eléctrica. El cuerpo humano se compone de más de 2/3 partes de agua (cerca del 70%). Todas las actividades eléctricas y químicas del cerebro y del sistema nervioso central dependen de la buena conducción de las corrientes eléctricas para transmitir los mensajes entre el cerebro y los órganos sensoriales.

Consejos de enseñanza

- En estado de relajación, con la adecuada alimentación y cantidad de agua, el cuerpo se encuentra hidratado.
- El estrés psicológico o ambiental agota el cuerpo, dejando las células deshidratadas.
- El agua es esencial para el buen funcionamiento del sistema linfático. (La nutrición de las células y la eliminación de las sobras y toxinas dependen del sistema linfático.)
- Todos los alimentos y los zumos, que no sean agua, se procesan en el cuerpo como comida. Esto significa que el agua natural es un nutriente necesario.
- El agua se absorbe más fácilmente a temperatura ambiente.
- Un exceso de agua bebida en los veinte minutos anteriores a las comidas o en la hora después puede diluir los jugos gástricos.

- La comida preparada no contiene agua y puede deshidratar el organismo si se abusa de ella.
- Los alimentos que contienen agua, como frutas y verduras, ayudan a lubricar el sistema, incluidos los intestinos. Esta acción de limpieza de los intestinos facilita la absorción de agua a través de la pared intestinal.
- El método habitual para determinar las necesidades de

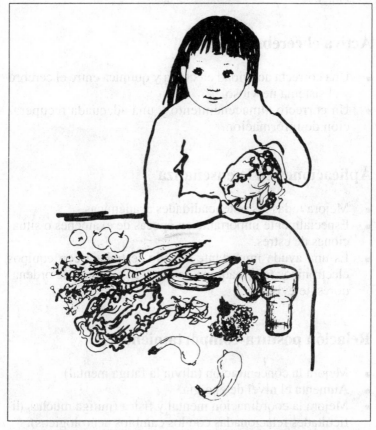

Nikko y yo ayudamos a mamá con las compras. Nos sentimos mejor cuando comemos alimentos que contienen AGUA, como las frutas y los vegetales, y cuando bebemos mucha agua, AGUA clara. En ciencias nos enseñan que el cuerpo está compuesto por 2/3 partes de AGUA (un conductor necesario para todas las reacciones eléctricas y químicas). Más importante aún, sé lo limpia y lo bien que me siento por dentro gracias al AGUA.

agua consiste en calcular 28 g por día por cada kilo y medio de peso, y el doble de cantidad de agua en situaciones de estrés.

- Puede ser erróneo prescribir grandes cantidades de agua a otras personas. Con la información necesaria, el alumno será quien determine, por sí mismo, sus necesidades.
- El alumno puede ir probando cómo se siente bebiendo distintas cantidades de agua. Su propio cuerpo es el mejor juez para determinar sus necesidades.

Activa el cerebro para

- Una correcta actividad eléctrica y química entre el cerebro y el sistema nervioso.
- Un correcto almacenamiento y una adecuada recuperación de información.

Aplicaciones en la enseñanza

- Mejora todas las potencialidades académicas.
- Especialmente importante en épocas de exámenes o situaciones de estrés.
- Es una ayuda importante cuando se trabaja con equipos electrónicos (ej.: máquina de escribir, terminal de ordenadores, televisión...).

Relación postura-comportamiento

- Mejora la concentración (alivia la fatiga mental).
- Aumenta el nivel de energía.
- Mejora la coordinación mental y física (mitiga muchas dificultades relacionadas con los cambios neurológicos).
- Facilita la comunicación y los hábitos sociales.

Movimientos relacionados

- Botones del cerebro, pág. 96.
- Botones de tierra, pág. 100.
- Botones de espacio, pág. 108.
- Gancho de Cook, pág. 121.
- Marcha cruzada, pág. 20.

Historia del movimiento

El doctor Dennison notó que los alumnos que bebían grandes cantidades de agua embotellada en su oficina parecían estar más atentos y frescos. Preguntando a sus alumnos, se dio cuenta que a muchos de ellos no les gustaba el sabor del agua natural o bebían, exclusivamente, otro tipo de líquidos.

Botones del cerebro

Acerca del movimiento

Los Botones del cerebro (tejido blando situado bajo la clavícula a la derecha e izquierda del esternón) pueden masajearse profundamente con una mano mientras con la otra sujetamos el ombligo.

Consejos de enseñanza

- El alumno estimula estos puntos por el espacio de 20-30 segundos, o hasta que todos los puntos tensos se relajen.
- Los Botones del cerebro pueden estar tensos al principio; después de unos días o incluso una semana, la tensión cede. Entonces podremos activarlos simplemente sujetándolos.
- El alumno puede cambiar de mano para activar ambos hemisferios cerebrales.

Variaciones

- Seguir con la mirada una línea horizontal imaginaria (ej.: una línea a lo largo del suelo o del techo).
- Haga «mariposas en el techo»: el alumno extiende un pincel imaginario desde su nariz y dibuja un «8 mariposa» en

el techo. (Nota: las mariposas están en el campo visual delantero, no directamente encima de la cabeza; ésta no debe inclinarse hacia atrás, pues bloquearía la posición de «garganta abierta».)

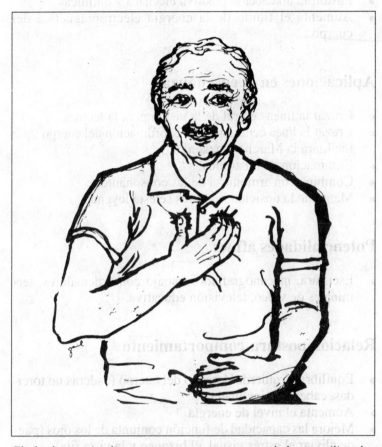

El abuelo practica los BOTONES DEL CEREBRO *antes de leer o utilizar los ojos, así leer ya no es un esfuerzo para él. Para ello sitúa una mano en el ombligo y con la otra frota profundamente el punto debajo de la clavícula, hacia derecha e izquierda del esternón.*

A veces, mientras hago los BOTONES DEL CEREBRO, *me imagino que tengo un pincel en la nariz y que pinto un «8* MARIPOSA*» en el techo, o bien* TRAZO UNA TRAYECTORIA *con los ojos por toda la línea que une la pared con el techo. Después, cuando leo, los ojos se deslizan más fácilmente sobre las palabras.*

Activa el cerebro para

- Enviar mensajes desde el hemisferio derecho del cerebro al lado izquierdo del cuerpo y viceversa.
- Regula la activación de los neurotransmisores.
- Posibilita una acción positiva eléctrica y química.
- Aumenta el fluido de la energía electromagnética del cuerpo.

Aplicaciones en la enseñanza

- Cruzar la línea central de la visión para la lectura.
- Cruzar la línea central para la coordinación del cuerpo (que facilitará la Marcha cruzada).
- Eliminación de trastornos.
- Combinación armoniosa de las consonantes.
- Mantiene la posición mientras se está leyendo.

Potencialidades afines

- Escritura, mecanografiado, trabajo con ordenadores, terminales de vídeo, televisión educativa.

Relación postura-comportamiento

- Equilibrio izquierdo/derecho del cuerpo (caderas no torcidas, cabeza no inclinada).
- Aumenta el nivel de energía.
- Mejora las capacidad de función conjunta de los ojos (puede aliviar el estrés visual, el bizqueo y la vista fija).
- Aumenta la relajación global.
- Relaja los músculos del cuello (alivia la tensión en la nuca).

Movimientos relacionados

Marcha cruzada, pág. 20.
8 perezoso, pág. 24.
Véase también: Botones de tierra, pág. 100.
Sombrero de pensar, pág. 115.
Agua, pág. 92.

Historia del movimiento

Los Botones del cerebro se conocen en acupuntura como «los 27 del riñón». Son los últimos puntos de acupuntura del meridiano de los riñones. Los riñones son las baterías del cuerpo y estos puntos ayudan a regular la activación de los neurotransmisores en la sinapsis del cerebro. La dislexia y demás dificultades del aprendizaje están relacionadas con la confusión resultante de una mala interpretación en la dirección de los mensajes. Esto se conoce en kinesiología aplicada como «bloqueo ocular» (o inhibición visual). El estado de homolateralidad confunde esta habilidad para cruzar la línea central.

Botones de tierra

Acerca del movimiento

Ambas manos reposan en la parte frontal de la línea central del cuerpo; una bajo el labio inferior, la otra en el final superior del hueso púbico. (Esto se podría modificar en caso de hacerlo en grupos; véase «variaciones».) Aquí se contempla la técnica habitual porque demuestra la intención de tomar conciencia de las líneas centrales correspondientes a cada una de las tres dimensiones. Cualquier modificación seguirá activando la línea central lateral.

Consejos de enseñanza

- Deben presionarse los puntos durante 30 segundos o más (cuatro-seis respiraciones completas).
- El alumno debe respirar despacio y profundamente, notando la relajación.

Variaciones

- Presione el ombligo en lugar del hueso púbico, si la presencia de otras personas lo aconseja por motivos de pudor.
- Cierre la línea central, a modo de una cremallera hacia arriba, sin tocar el cuerpo.

- Mientras inspira, imagine una fuente de energía hacia el centro de su cuerpo; luego, durante la espiración, deje que la fuente de energía fluya de vuelta a la tierra.
- Cambie de mano para activar ambos lados del cerebro.
- Mire hacia abajo (para enraizarse).
- Mire hacia abajo a un punto cercano, entonces eleve la vista hacia un punto específico en la distancia (para desarrollar las habilidades de la vista de cerca y de lejos).

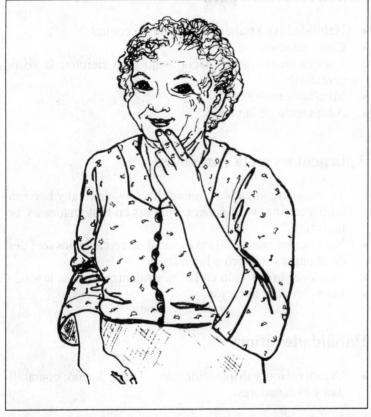

A la abuela lo que más le gusta son los EJERCICIOS DE ENERGÍA. Para hacer las cuentas del banco, utiliza LOS BOTONES DE TIERRA. «Así calculo más aprisa que cuando iba al colegio de pequeña, y con más precisión», me dice. Pon dos dedos de una mano debajo del labio inferior y la otra mano en la parte superior del hueso púbico. Respira la energía hacia arriba desde el centro del cuerpo.

101

- Trace con los ojos un plano vertical (ej.: desde el techo al suelo).
- Estimule los labios superior e inferior con una mano y el ombligo con la otra (es una variante de Botones de tierra y de espacio combinados).
- Los adultos pueden aprender a estimular estos puntos mediante masajes, antes de mantenerlos.

Activa el cerebro para

- Habilidad para trabajar en el campo central.
- Concentración.
- Enraizamiento (mirar hacia abajo para ejercitar la visión cercana).
- Metabolismo básico.
- Adaptación de la visión.

Aplicaciones en la enseñanza

- Técnicas organizativas (mover los ojos vertical y horizontalmente sin confundirse; columnas en matemáticas y ortografía).
- Habilidades para la visión espacial de cerca a lejos (ej.: desde el papel o el libro a la pizarra).
- Mantener la posición en la línea mientras se está leyendo.
- Leer con concentración.

Habilidades afines

- Organización y disposición para el arte, diseño, contabilidad y ordenadores.

Relación postura-comportamiento

- Agudeza mental (alivia el cansancio mental).
- Nivel de las caderas (no torcidas).

- Nivel de la cabeza (no ladeada).
- Cabeza arriba y hacia atrás (no agachada).
- Ojos abiertos (mejora el bizqueo y la vista fija).
- Enraizamiento (coordinación del cuerpo inferior).
- Coordinación de todo el cuerpo.
- Enfoque (alivia comportamientos hiperactivos).

Movimientos relacionados

Sombrero de pensar, pág. 115.
Botones del cerebro, pág. 96.
Gancho de Cook, pág. 121.
Véase también Agua, pág. 92.

Historia del movimiento

Los Botones de tierra están en los puntos del principio y el final del meridiano central de la acupuntura, directamente relacionados con la estimulación del cerebro y el alivio del cansancio mental. Este meridiano está asociado con el metabolismo básico. Las actividades que conllevan un exceso de análisis, concentradas en un punto cercano (como leer o escribir), o que requieren mirar hacia abajo, pueden inhibir la energía del meridiano central. La estimulación de estos puntos facilita la adaptación visual, haciendo posible el cambio de enfoque de la vista al mirar hacia arriba o hacia abajo, sin fatigar el sistema.

Mantenerse conectado durante la lectura

En la postura ideal para la lectura silenciosa, la cabeza está cómodamente hacia arriba, la barbilla metida y la garganta abierta. Lo ideal sería sujetar el libro en un ángulo de 45°, mejor que plano sobre la mesa. Un sujeta-libros sería muy útil.

Botones de equilibrio

Acerca del movimiento

Los Botones de equilibrio proporcionan una estabilidad rápida para las tres dimensiones: izquierda/derecha, arriba/abajo y detrás/delante. Al devolver el equilibrio al occipital y a la zona del oído interno, se normaliza el sistema.

Consejos de enseñanza

- Los Botones de equilibrio están localizados justo encima de la depresión donde el cráneo reposa sobre el cuello (dos centímetros y medio a cada lado de la línea central posterior) y justo detrás de la región mastoidea.
- El alumno presiona el Botón de equilibrio izquierdo con el ombligo durante unos 30 segundos. Entonces cambia de mano para presionar el Botón de equilibrio derecho.
- La barbilla debe estar metida; la cabeza, nivelada.
- Usando uno o más dedos se asegurará que el punto está bien cubierto.
- Algunas personas pueden notar pulsaciones cuando se estimula el punto.

Variaciones

- Haga este ejercicio de pie, sentado o tumbado.
- Estimule los puntos con masajes antes de mantenerlos.
- Mientras presiona los puntos, dibuje pequeños círculos con la nariz sobre objetos lejanos, relajando la visión y los músculos del cuello.

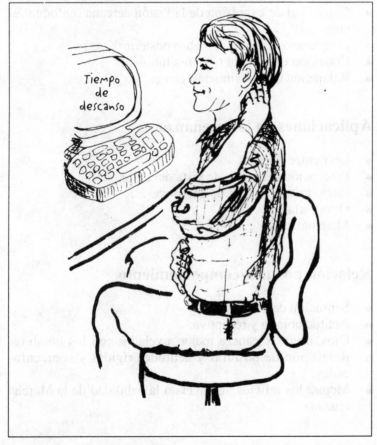

Papá me está enseñando a utilizar el ordenador. Hacemos los BOTONES DE EQUILIBRIO para mantener el cuerpo relajado y la mente despierta. Coloca dos dedos en el hueco izquierdo de la base del cráneo; deja que la otra mano descanse en el ombligo. Respira la energía hacia arriba. Después de un minuto, hazlo detrás de la otra oreja.

- Presione ligeramente la cabeza hacia atrás contra los dedos mientras mantiene los puntos, aliviando la tensión del cuello y relajando la postura sobreenfocada.

Activa el cerebro para

- Toma de decisiones, concentración y pensamiento asociativo.
- Capacidad de expresión de la visión cercana (enfoque secuencial).
- Conciencia sensorial (cerebro posterior).
- Conexión emocional (sistema límbico).
- Relajación del movimiento craneal.

Aplicaciones en la enseñanza

- Leer entre líneas.
- Percepción del punto de vista del autor.
- Juicio crítico y toma de decisiones.
- Ortografía.
- Matemáticas.

Relación postura-comportamiento

- Sensación de bienestar.
- Actitud abierta y receptiva.
- Ojos, orejas y cabeza mejor nivelados con los hombros.
- Relajación de posturas y actitudes rígidas y sobreenfocadas.
- Mejora los reflejos, incluyendo la habilidad de la Marcha cruzada.

Movimientos relacionados

Puntos positivos, pág. 125.
Gancho de Cook, pág. 121.

Botones de tierra, pág. 100.
Botones de espacio, pág. 108.
(Véase también Agua, pág. 92).

Habilidades afines

● Elaboración de informes, trabajo de consulta, trabajo con ordenadores y con teléfono.

Historia del movimiento

Cuando Richard H. Tyler, doctor en quiropráctica, investigaba con el doctor Dennison en el centro de aprendizaje Valley Remedial Group, demostró que los Botones de equilibrio funcionaban relajando los niveles profundos del *switching* (conmutación, cambio de polaridad) de atrás hacia delante, asociados a dolores de cabeza y estrés continuado. Posteriormente, el doctor Dennison identificó esto como una parte del reflejo de alerta y huida de los tendones que nos impide una plena participación expresiva o receptiva.

Botones de espacio

Acerca del movimiento

En el modo tradicional, las dos manos descansan en la línea central del cuerpo, una sobre el labio superior en la línea central frontal y la otra sobre la línea central posterior, justo encima del coxis. Los profesores consideran que es igual de eficaz mantener cualquier otro punto en la línea central posterior, cuando trabajan con niños o en grupos.

Consejos de enseñanza

- El alumno respira la energía a lo largo de su columna, notando la relajación.
- Los puntos deben mantenerse durante 30 segundos o más (de cuatro a seis respiraciones completas).
- Cambiar de manos ayuda a activar ambos lados del cerebro.

Variaciones

- El labio superior e inferior pueden ser estimulados con una mano y el coxis con la otra (variación combinada de Botones de tierra y de espacio).

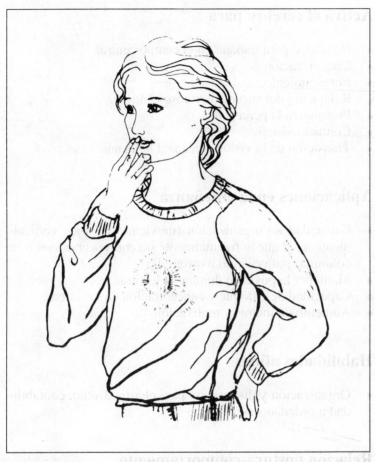

Mamá dice que hacer LOS BOTONES DE ESPACIO le aclara la mente para el tipo de decisiones rápidas que tiene que tomar en el trabajo. Pon dos dedos encima del labio superior y pon la otra mano en el último hueso de la espina dorsal. Mantenla ahí durante un minuto, respirando la energía desde la columna vertebral. A veces hago LOS BOTONES DE TIERRA Y ESPACIO juntos. Me doy un masaje firme encima del labio superior y debajo del labio inferior mientras miro hacia abajo y luego hacia arriba varias veces.

- Los puntos pueden también estimularse con un masaje previo.
- Si trazamos con los ojos una línea imaginaria en un plano vertical (ej.: del suelo al techo, a la esquina) aumentaremos la flexibilidad visual.

109

Activa el cerebro para

- Habilidad para trabajar en el campo central.
- Concentración.
- Enraizamiento.
- Relajación del sistema nervioso central.
- Profundiza la percepción.
- Contacto visual.
- Transición de la visión cercana a la lejana.

Aplicaciones en la enseñanza

- Capacidad de organización (moviendo los ojos verticalmente igual que horizontalmente sin equivocarse, como en columnas para cálculo u ortografía).
- Mantener la posición durante la lectura.
- Capacidad de enfoque y concentración en las tareas.
- Aumento de interés y motivación.

Habilidades afines

- Organización y disposición para el arte, diseño, contabilidad u ordenadores.

Relación postura-comportamiento

- Capacidad para volver a intentar, con intuición y conocimiento.
- Capacidad para relajarse; aumento de la flexibilidad.
- Nivelar las caderas, que no estén torcidas.
- Nivelar la cabeza, que no se incline.
- Habilidad para sentarse recta y cómodamente en una silla.
- Aumento de la expansión de la atención (el enfoque alivia la conducta hiperactiva).

Movimientos relacionados

Botones de tierra, pág. 100.
Botones del cerebro, pág. 96.
(Véase también Agua, pág. 92.)

Historia del movimiento

Los Botones del espacio están situados en los puntos del principio y final del meridiano gobernador, e influyen en el cerebro, la columna vertebral y el sistema nervioso central. Cuando se estimulan facilitan la «refrigeración» del cerebro, al alimentarse con la sangre y el líquido céfalorraquídeo, necesarios para un relajado y óptimo funcionamiento. Los Botones del espacio activan las líneas centrales correspondientes de las tres dimensiones.

Bostezo de energía

Acerca del movimiento

Bostezar es un reflejo natural que aumenta la respiración de todo el cuerpo, así como la energía y la circulación hacia el cerebro. Bostezar ayuda al equilibrio de los huesos craneales y relaja la tensión de la cabeza y la mandíbula. El Bostezo de energía permite al alumno bostezar mientras masajea la articulación de la mandíbula para relajar los músculos.

Consejos de enseñanza

- El alumno localiza la articulación de la mandíbula abriendo y cerrando la misma, y buscando la articulación con las yemas de sus dedos.
- Abre la mandíbula sin forzarla e intenta bostezar.
- Emite un sonido de bostezo profundo y relajado mientras masajea la articulación de la mandíbula.
- Este ejercicio debe repetirse de tres a seis veces.

Variaciones

- Mantener los puntos de la mandíbula. Con la boca abierta y relajada, espere a experimentar un auténtico bostezo.
- Una vez que comience el bostezo intente que sea el mejor

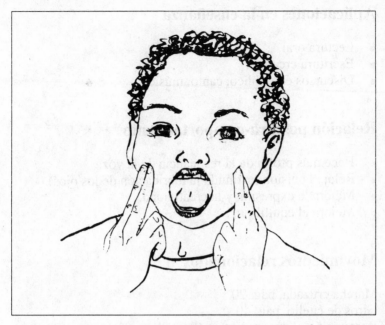

Josh y yo tenemos nuestro propio grupo –«Los pájaros»–, y hacemos juntos el BOSTEZO DE ENERGÍA *para relajar las voces. ¡También nos ayuda a crear música! Imagina que bostezas. Pon la yema de los dedos en cualquier punto tirante que notes en las mejillas. Haz un sonido profundo y relajado, como si bostezaras, alejando suavemente la tensión.*

bostezo de su vida. Puede esconderlo con su mano, pero no lo interrumpa. Bostezar es de buena educación en Brain Gym.

Activa el cerebro para

- Relajación de todo el cerebro.
- Activación de la formación reticular (pantallas que distraen de la información relevante).

Habilidades afines

- Relaja la visión y el pensamiento durante épocas de excesivo trabajo mental.

113

Aplicaciones en la enseñanza

- Lectura oral.
- Escritura creativa.
- Discursos en público, canto, música.

Relación postura-comportamiento

- Hace más profunda la resonancia de la voz.
- Relaja la visión (estimula la lubricación de los ojos).
- Mejora la expresión y la creatividad.
- Mejora el equilibrio.

Movimientos relacionados

Marcha cruzada, pág. 20.
Giros de cuello, pág. 40.
Respiración abdominal, pág. 48.
Bombeo de pantorrilla, pág. 76.
Flexión de pie, pág. 73.

Historia del movimiento

Más del 50% de las conexiones neurológicas del cerebro al cuerpo pasan a través de la articulación de la mandíbula (articulación temporal-mandibular). La relación entre propioceptores de las mandíbulas, caderas y pies son la clave del equilibrio de todo el cuerpo. Los músculos de la mandíbula pueden llegar a ser los más tensos del cuerpo. En 1981, el doctor Dennison aprendió de la doctora Janet Goodrich cómo bostezar intencionadamente para mejorar la visión. La relajación que logró en sus mandíbulas tuvo un efecto directo sobre su sistema visual y su vista empezó a cambiar. Añadió el masaje de los músculos de la mandíbula y así lo ha enseñado a sus alumnos desde entonces.

Sombrero de pensar

Acerca del movimiento

Este ejercicio enfoca la atención en las orejas de forma positiva. El alumno usa los pulgares e índices para estirar las orejas ligeramente hacia atrás, desplegándolas. Comienza en la parte alta y masajea suavemente hacia abajo y alrededor de la curva, finalizando en el lóbulo inferior.

Consejos de enseñanza

- El alumno mantiene su barbilla a un nivel cómodo y la cabeza levantada.
- El proceso deberá repetirse como mínimo tres veces.

Variaciones

- Haga el Sombrero de pensar junto con el Bostezo de energía.
- Incluya sonidos (ej.: sonidos de bostezo o sonidos de vocales).
- Haga el movimiento mirando una lista de letras.

Activa el cerebro para

- Cruzar la línea central auditiva (incluyendo el reconocimiento auditivo, la atención, la discriminación, la percepción y la memoria).
- Escuchar el sonido de la propia voz.
- Trabajar con la memoria a corto plazo.
- Discurso silencioso; capacidad de pensar.
- Mejora del estado mental y físico.
- Activa el oído interno (y el sentido del equilibrio).
- Activa el sentido del oído.

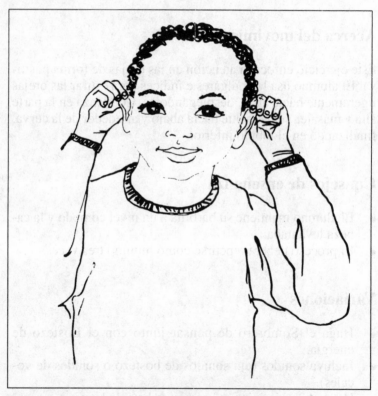

«Vamos a ponernos el SOMBRERO DE PENSAR, Josh», le recuerdo. (A veces se distrae y no escucha lo que le estoy diciendo.) Yo también me pongo el mío, porque me ayuda a oír el sonido resonante de mi propia voz cuando hablo o canto. Desenróllate las orejas con suavidad, tres veces de arriba a abajo.

- Activa la formación reticular (pantallas que distraen de los sonidos relevantes).

Aplicaciones en la enseñanza

- Comprensión de la escucha.
- Discurso en público; canto, música.
- Discurso interno y meditación verbal.
- Ortografía (descodificación y codificación).

Habilidades afines

- Cálculo aritmético.
- Concentración al trabajar con ordenadores u otro tipo de aparatos electrónicos.

Relación postura-comportamiento

- Aumenta la respiración y energía.
- Aumenta la resonancia de la voz.
- Relaja la mandíbula, la lengua y los músculos faciales.
- Facilita el giro izquierda/derecha de la cabeza.
- Intensifica el enfoque y la atención (cuando los oídos están crónicamente apagados, la cabeza se inclina hacia delante y la visión periférica se cierra).

Movimientos relacionados

El Elefante, pág. 36.
El Búho, pág. 65.
(Véase también Bostezo de energía para la tensión facial o de la mandíbula, pág. 112.)
Agua, pág. 92.

Historia del movimiento

Este ejercicio auricular, utilizado en *Touch for Health*, *Applied Kinesiology* y *Acupressure Systems*, estimula más de 400 puntos de acupuntura en las orejas. Estos puntos están relacionados con todas las funciones del cerebro y del cuerpo. El doctor Dennison descubrió que este ejercicio es particularmente eficaz en la integración de los sistemas del habla y del lenguaje. El Sombrero de pensar estimula la formación reticular en el cerebro para desechar sonidos irrelevantes y seleccionar los sonidos del lenguaje y otros que tengan sentido. Con el Sombrero de pensar, las palabras y el significado del lenguaje son más accesibles simultáneamente con los sonidos, el ritmo y la imaginación.

NOTA: Una excesiva exposición a sonidos electrónicos puede desconectar los oídos (ej.: auriculares, radio, televisión, ordenadores, vídeo-juegos).

PROFUNDIZAR ACTITUDES

Gancho de Cook

Acerca del movimiento

El Gancho de Cook conecta a la vez todos los circuitos de energía del cuerpo y activa su energía eléctrica cuando está bloqueado. El dibujo de la figura del 8 con los brazos y las piernas (primera parte) sigue el recorrido de las líneas de energía del cuerpo. El toque con las yemas de los dedos (segunda parte) equilibra y conecta ambos hemisferios cerebrales.

Consejos de enseñanza

- Estudie el dibujo.

Primera parte

- Enseñe al alumno a sentarse recta y cómodamente en un sillón.
- El alumno cruza la pierna izquierda sobre la pierna derecha de tal forma que el tobillo esté sobre la rodilla derecha.
- Agarra su tobillo izquierdo con la mano derecha.
- Pone su mano izquierda sobre el arco de la planta del pie izquierdo. Si fuera necesario, puede quedarse con los zapatos puestos.
- Sentado en esta posición, respira profundamente. Puede cerrar los ojos y relajarse. Presiona su lengua contra el pa-

ladar durante la inhalación. Durante la espiración, debe relajar la lengua.

Segunda parte

- Cuando esté preparado, el alumno descruza las piernas.
- Toca las yemas de los dedos de las manos entre sí.

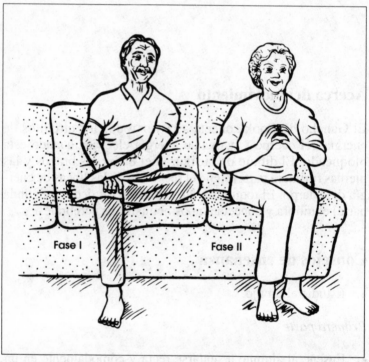

Siempre que estamos tristes, confusos o enfadados, hacemos el GANCHO DE COOK. Nos anima en un momento. La actividad se hace en dos partes. El abuelo está haciendo la primera parte. La abuela, la segunda. Primero pon el tobillo izquierdo sobre la rodilla derecha. Después agárrate el tobillo izquierdo con la mano derecha. Luego pon la mano izquierda sobre el saliente del pie izquierdo, cerca del arco de la planta del pie. (Para algunos será mejor poner el tobillo derecho sobre la pierna izquierda.) Siéntate así durante un minuto, respirando profundamente, con los ojos cerrados y la lengua en la parte superior de la boca. Durante la segunda parte, descruza las piernas, une las puntas de los dedos y sigue respirando profundamente durante otro minuto.

- Continúa la respiración profunda durante uno o dos minutos más.

Variaciones

- En la primera parte algunas personas prefieren cruzar la pierna derecha sobre la izquierda.
- Cuando hay dudas acerca de qué pierna cruzar o si el ejercicio no tiene los resultados esperados, pida al alumno que entrelace sus dedos. Si el pulgar derecho está arriba, seguramente preferirá cruzar la pierna derecha sobre la izquierda.

Activa el cerebro para

- Concentración emocional.
- Enraizamiento.
- Aumento de la atención (estimula la formación reticular).
- Movimiento craneal.

Aplicaciones en la enseñanza

- Claridad al hablar y escuchar.
- Afrontar exámenes y otros desafíos similares.
- Mecanografiado y/o trabajo con ordenadores.

Relación postura-comportamiento

- Mejora de la autoestima.
- Mejora del equilibrio y la coordinación.
- Aumento de la confortabilidad respecto al entorno (menos hipersensibilidad).
- Respiración más profunda.

Movimientos relacionados

Puntos positivos, pág. 125.
Botones de equilibrio, pág. 104.
Marcha cruzada, pág. 20.
Marcha cruzada en el suelo, pág. 52.

Historia del movimiento

Wayne Cook, un experto en energía electromagnética, inventó esta postura como una forma de contrarrestar los efectos negativos de la contaminación atmosférica. Esta postura permite llevar todos los meridianos de acupuntura hacia un estado más equilibrado. Los meridianos inferiores se estimulan cogiendo el talón y el arco de la planta del pie; los superiores se estimulan juntando las yemas de los dedos. Un exceso de energía en el cerebro receptivo (derecho o posterior) puede manifestarse con depresión, dolor, cansancio o hiperactividad. Esta energía en el hemisferio cerebral receptivo (derecho) se redirije hacia el hemisferio expresivo (izquierdo) siguiendo la figura de un 8. El doctor Dennison descubrió que esta postura se puede también usar como un proceso transmutacional para el estrés emocional y las dificultades de aprendizaje.

Puntos positivos

Acerca del movimiento

El alumno toca ligeramente el punto por encima de cada ojo con las yemas de los dedos de cada mano. Los puntos, como puede verse en la ilustración, están en las prominencias frontales, a mitad de camino entre la raíz del pelo y las cejas.

Consejos de enseñanza

- El alumno se concentra en una actitud o sentimiento concreto que desearía mejorar (ej.: un examen de ortografía).
- Cierra los ojos y relaja la tensión de su cuerpo, notando relajación y confort.

Variaciones

- Los Puntos positivos pueden practicarse en equipo, ayudando un alumno al otro, como se ve en el dibujo.
- También puede hacerse el ejercicio con visualizaciones creativas (ej.: pensar en algo placentero) o pensamientos creativos (ej.: imaginar soluciones alternativas para alguna cuestión).
- Los Puntos positivos pueden masajearse profundamente para relajar el estrés visual.

Activa el cerebro para

● Cruzar el centro de la línea central en caso de estrés o tensión relacionados con recuerdos, situaciones, personas, lugares, sucesos o habilidades.

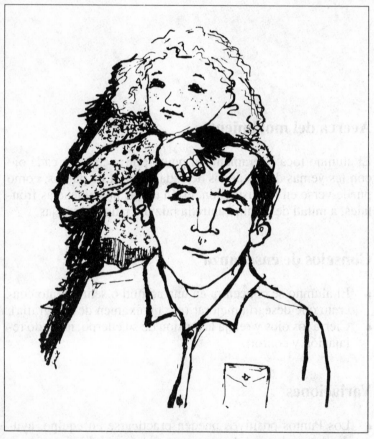

Estoy tocando los PUNTOS POSITIVOS de mi papá. Siempre que estamos nerviosos o con miedo, nos tocamos esos puntos a nosotros mismos o a los demás. Sabemos que cuando dejemos de preocuparnos por las cosas y empecemos a trabajar en ellas podremos conseguir nuestros objetivos. En menos de un minuto empezaremos a sentir paz planeando el futuro. Los puntos positivos se tocan ligeramente, con la suficiente presión como para tensar la piel de la frente. Los puntos están justo encima de los globos oculares, entre la línea del pelo y las cejas.

- Atenúa el reflejo de actuar sin pensar cuando estamos estresados.

Aplicaciones en la enseñanza

- Libera los bloqueos de la memoria (ej.: «conozco la respuesta, la tengo en la punta de la lengua»).
- Habilidades relacionadas con la ortografía, cálculo, estudios sociales, y cuando se requiere memoria retroactiva.

Capacidades afines

- Actividades deportivas.
- Discurso en público.
- Actuación en un escenario.
- Lectura en voz alta.

Relación postura-comportamiento

- Capacidad de organización.
- Habilidad para el estudio.
- Rendimiento en los tests.

Movimientos relacionados

Gancho de Cook, pág. 121.

Historia del movimiento

Paul E. Dennison y Gail Dennison tomaron estos puntos, inhibidores del estrés emocional, de *Touch for Health* y les dieron el nombre de Puntos positivos. Son los puntos neurovasculares del meridiano del estómago. La gente tiende a concentrar el estrés en el estómago, llegando a padecer dolores e irritación en el mismo. Los Puntos positivos aportan energía y atención a los lóbulos frontales, donde el pensamiento racional es posible sin sobrecarga negativa emocional. Esto previene la respuesta defensiva violenta al activarlos y permite aprender un nuevo tipo de respuesta ante determinadas situaciones.

BRAIN GYM EN EL TRABAJO

Y EN EL JUEGO

Técnicas de lectura

Cruzando la línea central de visión

Moviendo los ojos horizontalmente a través de la página sin inhibir el cerebro receptivo

El desarrollo de las facultades visuales para la lectura comienza con la habilidad para mover los ojos de izquierda a derecha a través de la línea central de la página y a través de la correspondiente línea central visual, donde ambos ojos deben trabajar uno tras otro. Para leer, un ojo debe ser dominante en la función de enfoque y el otro ojo, en la función de mezclar. A pesar de que ambas capacidades se dan en cualquiera de los

Botones del cerebro, p. 96.
Marcha cruzada, p. 20.
El 8 perezoso, p. 24.
Mariposa, p. 96.
Trayectoria, pp. 96-97.

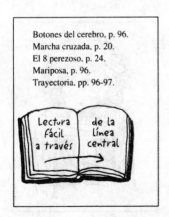

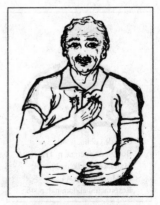

Botones del cerebro

dos ojos, el estrés en el aprendizaje de la tarea de enfocar y mezclar puede provocar desorientación visual.

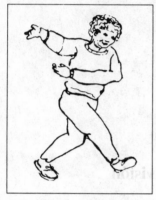

Marcha cruzada

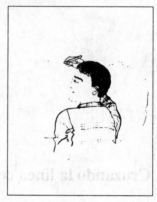

El 8 perezoso

Lectura en voz alta

Lectura que expresa emoción e interpretación

El lector debe descubrir que está contando una historia y comunicando ideas a través de la lectura. Debe saber el sigifica-

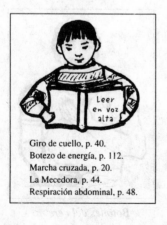

Leer en voz alta

Giro de cuello, p. 40.
Botezo de energía, p. 112.
Marcha cruzada, p. 20.
La Mecedora, p. 44.
Respiración abdominal, p. 48.

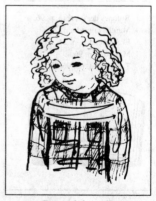

Giros del cuello

do de los códigos verbales antes de poder expresarse correctamente. En las lenguas occidentales, los códigos tienen un componente auditivo, visual y motor. Todos ellos deben trabajar conjuntamente con el fin de que la reconstrucción del código sea efectiva.

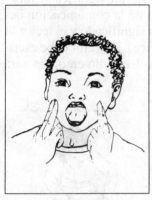

Botezo de energía

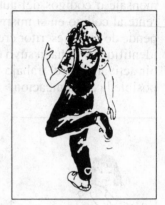

Marcha cruzada

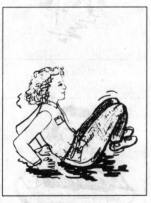

La Mecedora

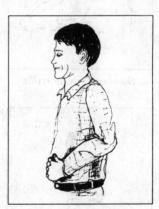

Respiración abdominal

Comprensión de la lectura

Enfoque en la lectura mediante la anticipación e interiorización del lenguaje

La lectura es una reconstrucción activa que el lector hace del mensaje o códigos del autor. No existe un significado inherente al código en sí mismo. El éxito de la comunicación depende de que el escritor cree algo con significado y el lector lo identifique y lo haga suyo (lo interiorice). El lector debe escribir activamente el trabajo mientras lo lee. Sólo entonces será posible la comunicación.

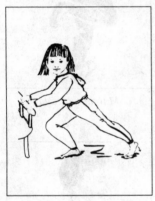

Bombeo ae pantorrilla

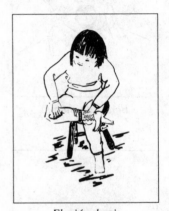

Flexión de pie

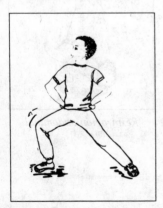

Toma a tierra

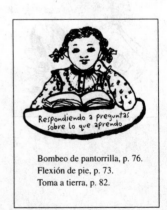

Respondiendo a preguntas sobre lo que aprendo

Bombeo de pantorrilla, p. 76.
Flexión de pie, p. 73.
Toma a tierra, p. 82.

Técnicas de pensamiento

Facultades organizativas

Movimiento de los ojos tanto vertical como horizontalmente sin confusión

La organización sistemática de símbolos en matemáticas y ortografía requiere estar familiarizado con un medio multidimensional y multidireccional. Hasta que izquierda, derecha, arriba y abajo no se capten como espacios visuales exclusivos, el alumno tendrá dificultades para plasmar conceptos en un papel.

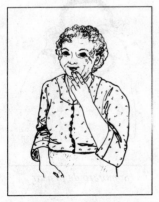

Botones de tierra

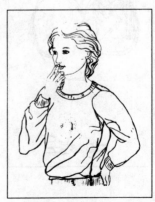

Botones de espacio

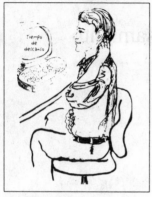

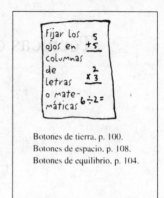

Fijar los	5
ojos en	+5
columnas	
de	
letras	x 2
	3
o mate-	
máticas	6 ÷ 2 =

Botones de tierra, p. 100.
Botones de espacio, p. 108.
Botones de equilibrio, p. 104.

Botones de equilibrio

Ortografía

Habilidad para acceder a la información de la memoria visual y desarrollar construcciones auditivas al mismo tiempo

Para una correcta ortografía, es esencial el aprendizaje de la memoria a corto y largo plazo para almacenar información sobre el tono y el volumen, y poder asociarlos correctamente.

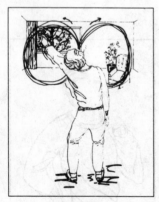

El Elefante

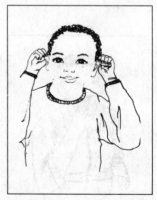

Sombrero de pensar

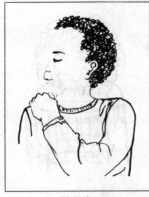

El Búho

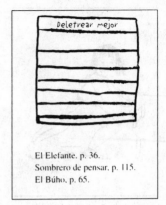

El Elefante. p. 36.
Sombrero de pensar. p. 115.
El Búho. p. 65.

Matemáticas

Habilidad para trabajar en un medio multidimensional y multidireccional

Las facultades para el cálculo se dan mejor en alumnos que tienen conceptos amplios del espacio, las relaciones y las cantidades.

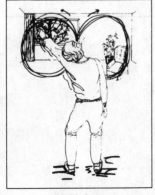

El Elefante

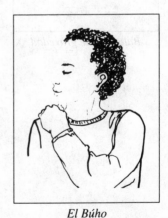

El Búho

137

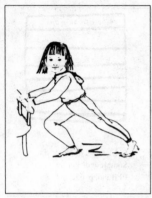

Bombeo de pantorrilla

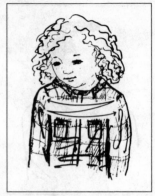

Giros de cuello

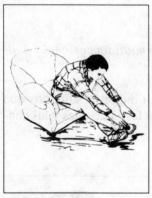

Balanceo de gravedad

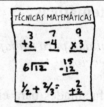

Técnicas de escritura

Coordinación mano-ojo

Caligrafía, escritura cursiva y dibujo en los campos visuales izquierdo, derecho, arriba y abajo

El alumno descubre que los símbolos (en forma de dibujos o letras) pueden comunicar significados. El deseo de comunicación a través de símbolos es el primer paso para adquirir facultades para la escritura.

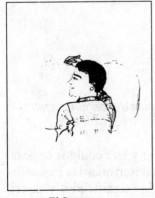

El 8 perezoso

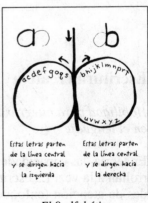

El 8 alfabético

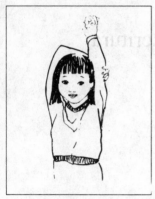

Activación del brazo

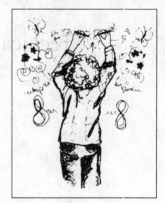

Doble garabato

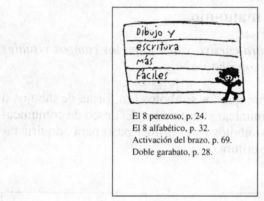

Escritura creativa

Habilidad para integrar las experiencias del cerebro posterior en el lenguaje

En teoría, las capacidades para escribir y leer códigos se desarrollan a la vez. La escritura ayuda a desarrollar las capacidades de atención (enfoque), percepción (significado) y discriminación (conectando los códigos a asociaciones y sentimientos). La capacidad para escribir debe ir al mismo ritmo que la capacidad para leer. Teóricamente, la capacidad para la escritura no tarda en desarrollarse más de dos años después del aprendizaje de la lectura. Ambas capacidades de comunicación a través de la lectura y de la escritura se van desarrollando apoyándose la una sobre la otra.

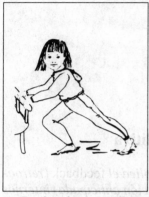

Bombeo de pantorrilla

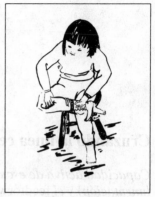

Flexión de pie

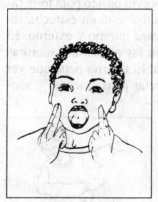

Bostezo de energía

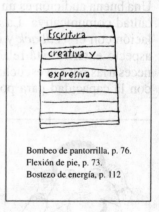

Bombeo de pantorrilla, p. 76.
Flexión de pie, p. 73.
Bostezo de energía, p. 112

Técnicas de autoconciencia

Cruzando la línea central auditiva

Capacidad activa de escucha que implica el feedback *(retroalimentación) y el* feedforward *(proyección anticipada) internos y externos*

Una buena audición es un requisito previo básico para toda facultad comunicativa. La audición activa está en estrecha relación con el *feedback* y el *feedforward* interno y externo. El aspecto externo está relacionado con las reacciones motoras necesarias para la escucha y el habla. El interno tiene que ver con la capacidad para poder interpretar pensamientos y aso-

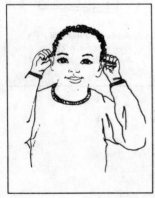

Sombrero de pensar

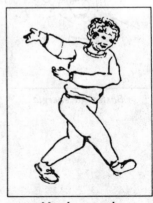

Marcha cruzada

ciarlos para responder desde la propia experiencia. La integración del *feedback* y *feedforward* permite desarrollar con éxito la comprensión y la expresión.

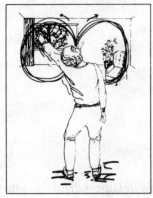

El Elefante

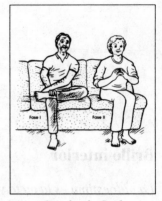

Gancho de Cook

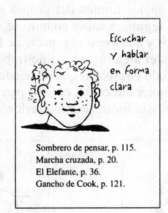

Escuchar y hablar en forma clara

Sombrero de pensar, p. 115.
Marcha cruzada, p. 20.
El Elefante, p. 36.
Gancho de Cook, p. 121.

Concepto de uno mismo

Brillo interior

La autoestima es la meta y el resultado del aprendizaje de uno mismo

Tener confianza en los límites del propio espacio personal ayuda a sentirse seguro, a saber cuándo se debe asumir determinados riesgos y a respetar el espacio de los demás. El espacio personal es el área inmediata de trabajo que rodea al cuerpo. Incluye todo el espacio que se puede alcanzar cómodamente, en cualquier dirección, con los pensamientos y sentimientos propios, y la forma de expresarlos.

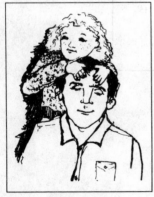

Puntos positivos

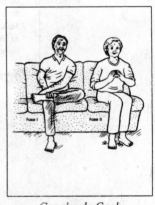

Gancho de Cook

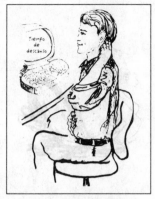

Botones de equilibrio

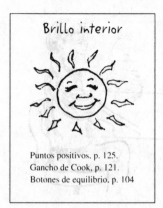

Brillo interior

Puntos positivos, p. 125.
Gancho de Cook, p. 121.
Botones de equilibrio, p. 104

Coordinación de todo el cuerpo para el deporte y el juego

Los reflejos básicos del cerebro/cuerpo son esenciales para tomar decisiones mientras nos movemos

El alumno desarrolla un concepto del área física que delimita su espacio personal y define sus límites. Este espacio seguro tiene dimensiones izquierda/derecha, arriba/abajo y detrás/delante. El alumno descubre su propia autonomía al coordinar su cerebro y su cuerpo en el espacio con la ayuda de los ejercicios que aquí se enseñan.

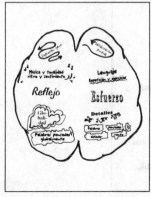

X

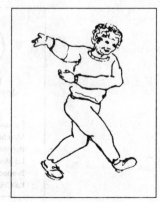

Marcha cruzada

145

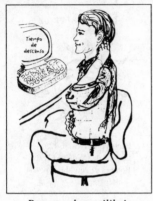

Botones de equilibrio

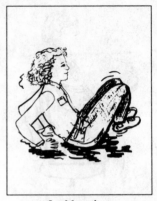

La Mecedora

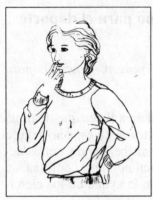

Botones de espacio

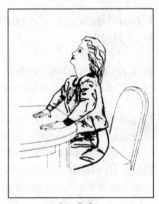

La Cobra

**técnicas de
deportes y juegos**

Técnicas de estudio en casa

Memorización y aprendizaje por repetición

Integración para el diálogo interior y la visión interior, que solemos conocer como pensamiento

La integración de los conceptos inmediatos abstractos a través del diálogo interior es necesaria para procesar el lénguaje más allá del nivel de lectura de sexto grado. La información auditiva debe integrarse con la información visual para almacenarlas y poder expresarlas en palabras.

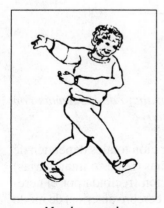

Marcha cruzada

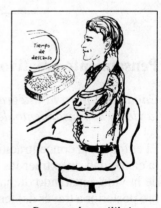

Botones de equilibrio

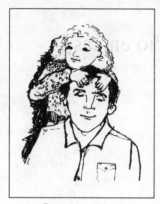

Puntos positivos

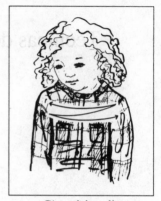

Giros del cuello

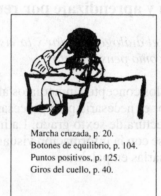

Marcha cruzada, p. 20.
Botones de equilibrio, p. 104.
Puntos positivos, p. 125.
Giros del cuello, p. 40.

Pensamiento creativo

Capacidad para la integración del trabajo de los demás con la vida y el pensamiento de uno mismo

El enfoque, la concentración y la atención totales dependen de la capacidad de extraer las experiencias (reales o imaginarias) de la vida, ajustando dicha información (recibida por el cerebro posterior a través del lenguaje del cerebro anterior) de modo que pueda ser procesada e incorporada a nuestro conocimiento personal.

148

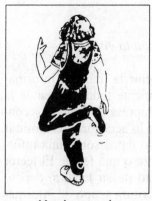

Marcha cruzada

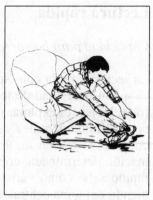

Balanceo de gravedad

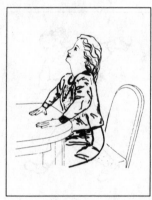

La Cobra

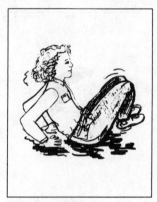

La Mecedora

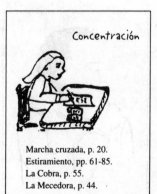

Concentración

Lectura rápida

Capacidad para hojear y examinar con la vista

La lectura rápida consiste en conseguir la máxima información, sin necesidad de leer detenidamente toda la línea de la frase. Hojear es explorar una página impresa buscando los conceptos fundamentales y desechando lo accesorio. Examinar consiste en revisar un texto buscando datos sobre una información determinada, como un nombre o una fecha. El lector rápido sabe cómo variar la velocidad de su lectura, dependiendo del tema central, estilo de escritura y tipo de información que busca.

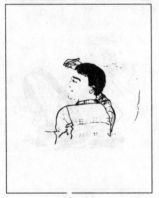

El 8 perezoso

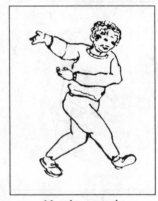

Marcha cruzada

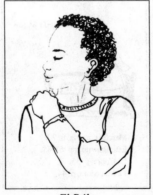

El Búho

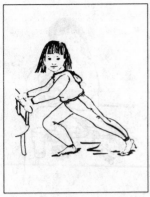

Bombeo de pantorrilla

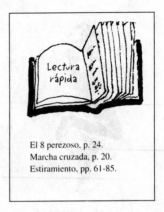

El 8 perezoso, p. 24.
Marcha cruzada, p. 20.
Estiramiento, pp. 61-85.

Haciendo exámenes

Relajando las mariposas

Toda información que haya sido aprendida o experimentada puede recuperarse del almacén de memoria del cerebro. La capacidad para recuperar y utilizar esta información en una situación que requiera utilizar nuestras potencialidades y habilidades precisa de una total atención, aquí y ahora, sin confusión, miedo o distracción.

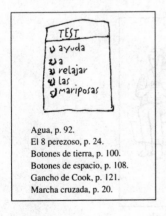

Agua, p. 92.
El 8 perezoso, p. 24.
Botones de tierra, p. 100.
Botones de espacio, p. 108.
Gancho de Cook, p. 121.
Marcha cruzada, p. 20.

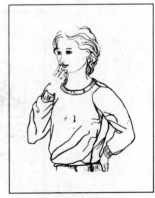

Botones de espacio

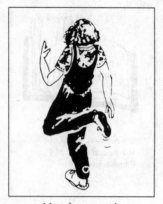

Marcha cruzada

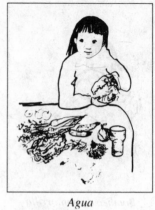

Agua

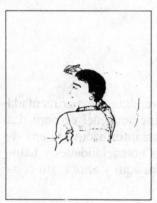

El 8 perezoso

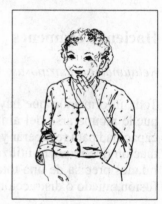

Botones de tierra

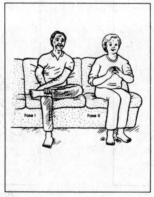

Gancho de Cook

Técnicas de ecología personal

Productividad al escribir a máquina o con el ordenador

Cualquier persona sensible puede ver agudizadas sus tensiones y su estrés visual, auditivo o de otro tipo al trabajar con aparatos electrónicos. La pantalla del vídeo tiene un solo plano visual, limitando el uso de la visión binocular, la percepción profunda y la visión periférica. El zumbido continuo de muchos aparatos desconecta la capacidad auditiva. El campo electromagnético de los equipos controlados a distancia puede afectar negativamente a los meridianos del cuerpo.

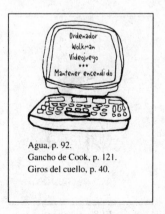

Agua, p. 92.
Gancho de Cook, p. 121.
Giros del cuello, p. 40.

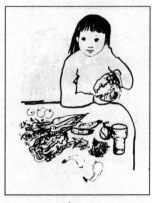

Agua

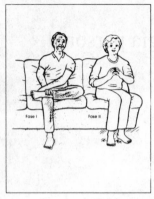

Gancho de Cook

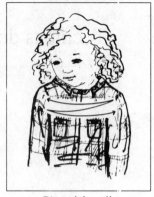

Giros del cuello

Viajando en autobús, avión o coche

Cruzando la línea central en movimiento

El cuerpo debe mantener su sentido del equilibrio cuando se encuentra dentro de un objeto en movimiento, compensando el oído interno con movimientos a izquierda, derecha, detrás, hacia delante o de un lado a otro. La visión binocular y la percepción profunda pueden también verse influidas por estos movimientos.

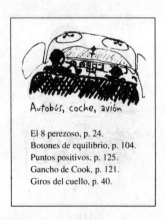

Autobús, coche, avión

El 8 perezoso, p. 24.
Botones de equilibrio, p. 104.
Puntos positivos, p. 125.
Gancho de Cook, p. 121.
Giros del cuello, p. 40.

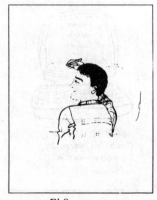

El 8 perezoso

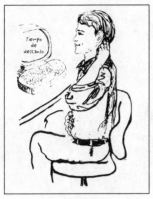

Botones de equilibrio

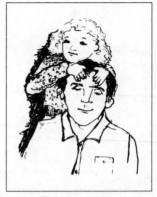

Puntos positivos

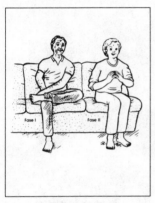

Gancho de Cook

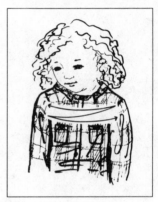

Giros del cuello

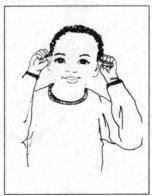

Sombrero de pensar

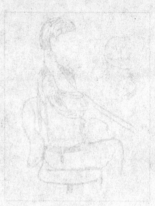

APÉNDICE

Glosario

ACERCAMIENTO COMPENSATORIO: Acercamiento a la educación para dificultades en el aprendizaje que enfatiza que los niños deben aceptar su situación y aprender a modificarla desarrollando una fuerza y una compensación para cualquier debilidad.

ACOMODACIÓN: Capacidad rápida y automática para ajustar el enfoque a las necesidades de la vista.

ANALÍTICA: Se refiere a la habilidad para percibir la realidad como partes aisladas y separadas sin prestar atención a su contexto como un todo.

CAMPO CENTRAL: Área donde un campo visual y un campo hemisférico se superponen para el aprendizaje integral.

CODIFICAR: Expresión del significado y el lenguaje a través de símbolos escritos.

CONCENTRACIÓN: Habilidad para cruzar la línea divisoria entre contenidos emocionales y pensamientos abstractos.

CONVERGENCIA: Habilidad de enfocar con los dos ojos de tal forma que los ejes visuales de ambos descansen sobre la imagen seleccionada, facilitando la visión binocular.

COORDINACIÓN MANO/OJO: Facultad viso-motora, básica para trabajar con cualquier aspecto del lenguaje escrito, incluyendo lectura, ortografía y matemáticas.

DESCODIFICAR: Análisis de cualquier lenguaje simbólico y su traducción en un mensaje con sentido.

DISLEXIA: Incapacidad para descodificar símbolos impresos, debido a la inhibición de los centros receptivos del cerebro. Por extensión, cualquier incapacidad que origine confusión y requiera conductas compensatorias.

DOMINACIÓN: Preferencia congénita de un hemisferio cerebral sobre otro para actividades manuales, visuales, auditivas, etc.

DOMINACIÓN CRUZADA: Predisposición congénita para ser dominante con una mano, normalmente la derecha, y dominante con el ojo y/u oído alternativo al mismo tiempo.

ECOLOGÍA: Estudio de la interdependencia entre seres animados e inanimados, en un sistema o entorno.

Edu-Kinestésica: Aplicación de la kinestésica (movimiento) al estudio del cerebro derecho, cerebro izquierdo y la integración del cuerpo, con el propósito de eliminar el estrés y desarrollar todas las capacidades del aprendizaje.

ENFOQUE: Habilidad para concentrarse en una parte de una experiencia, diferenciándola del resto a través de la toma de conciencia de sus semejanzas o diferencias.

EXAMINAR: Habilidad para mover los ojos alrededor de lo que nos rodea, para estructurar (gestalt) la información sin una fijación consciente.

FEEDBACK **(RETROALIMENTACIÓN)**: Facultad de la memoria a corto plazo que nos permite oír nuestra voz repitiendo lo que hemos aprendido, leído u oído.

FEEDFORWARD (PROYECCIÓN ANTICIPADA): Facultad de la memoria a corto plazo que nos permite anticipar nuestra propia voz hablando sobre algo de la memoria a largo plazo.

FUSIÓN: Capacidad del cerebro para combinar la información que le llega de ambos ojos.

GESTALT: Habilidad para percibir la realidad como un todo, sin prestar atención al análisis de las partes que la integran.

HABILIDADES DE LA LATERALIDAD: Habilidades de la comunicación y el lenguaje que requieren una orientación espacial izquierda/derecha.

HOJEAR: Capacidad para fijarse eficazmente en detalles relevantes, desechando cualquier otra información visual no sustancial.

HOMOLATERALIDAD: Elección involuntaria para acceder a un solo hemisferio cerebral en un momento dado, bloqueando así el pensamiento y el movimiento integrados.

INTEGRACIÓN: Proceso que dura toda la vida para la realización del potencial físico, mental y espiritual, y que es el primer paso para la activación simultánea de ambos hemisferios cerebrales para el aprendizaje específico.

INTEGRACIÓN BINOCULAR: Capacidad de los ojos para funcionar conjuntamente, fundamental para que éstos y sus respectivos músculos puedan trabajar a tal nivel de compenetración como si fueran uno solo.

KINESIOLOGÍA Educativa: El estudio del movimiento y su relación con el aprendizaje de todo el cerebro.

LÍNEA CENTRAL: Línea que separa un campo visual y la conciencia hemisférica del otro, cuando la integración es incompleta.

LINEAL: Información procesada secuencialmente a través del tiempo, en lugar de estructurarse espontáneamente.

MARCHA CRUZADA: Cualquier movimiento contralateral en el que un lado del cuerpo se mueve en coordinación con el otro lado, requiriendo la activación del cerebro bi-hemisférico.

MEZCLA: Síntesis de partes separadas, como sonidos fonéticos del lenguaje, en un todo mayor y con pleno significado.

MOVIMIENTO CRANEAL: Capacidad de los huesos craneales para moverse durante la respiración, el movimiento y el aprendizaje.

MOVIMIENTO SACÁDICO DE LOS OJOS: Movimiento de los ojos entre pausas, saltando de un punto a otro, cuando la información se percibe y almacena.

PROFUNDIDAD DE PERCEPCIÓN: Habilidad para juzgar la distancia relativa entre uno mismo y los objetos en el espacio.

PUERTA VISUAL: Habilidad de conectarse (*switch on*) para percibir una imagen doble, cuando enfocamos la vista más allá de la misma.

REFLEJO: Actuar inconscientemente, con el instinto de conservación como motivación básica. Se utiliza como verbo en Edu-Kinestésica para definir los movimientos iniciados por el cerebro «gestalt» (estructurado) cuando se es todavía «homolateral» y no se está totalmente integrado.

SOBREENFOCADO: Estado extremo de atención en el cual se pierde la capacidad para ver los detalles en relación con el todo.

SWITCHED OFF: Inhibición involuntaria de un hemisferio del cerebro para acceder mejor al otro, debida al estrés o falta de integración.

VISIÓN PERIFÉRICA: Habilidad para reconocer la información que nos llega desde los lados del cuerpo cuando enfocamos en línea recta.

Información suplementaria

Para su información

Aunque los ejercicios que aquí se presentan han demostrado ser eficaces y seguros para nuestros alumnos, siempre es aconsejable consultar previamente al médico de cabecera antes de comenzar el programa de ejercicios.

Los autores, la Educational Kinesology Foundation y Edu-Kinesthetics, Inc. no tienen como propósito sugerir diagnósticos o prescripciones a través de este libro, y no se responsabilizan en caso de que se malinterprete el presente trabajo para esos fines.

Sobre los autores

Paul Dennison ha dedicado toda su vida profesional a la educación. Creador de Kinesiología Educativa y de Brain Gym, es pionero en la investigación sobre el cerebro. Sus descubrimientos se basan en la comprensión de la interdependencia del desarrollo físico, el aprendizaje del lenguaje y los logros académicos. Esta concepción ha surgido de su experiencia en psicología experimental en la Universidad de Southern California, donde realizó su doctorado en educación sobre la investigación en el aprendizaje de la lectura y su relación con las facultades del habla encubierta. Durante 19 años fue director de los Centros de Aprendizaje Valley

Remedial Group, ayudando a niños y adultos a transformar en éxitos sus dificultades. Es también autor de siete libros y manuales, entre ellos *Switching On, a Guide to Edu-Kinesthetics.*

Gail Dennison es coautora, junto con el doctor Dennison, de los programas de Edu-Kinesiología. Las sencillas ilustraciones de los libros Edu-K, demuestran su predilección por los niños y el movimiento. Siendo también bailarina, ha aportado su gracia y enfoque a los movimientos de Brain Gym. Gail tiene una amplia experiencia en la enseñanza de integración cerebral, además de haber sido instructora de TOUCH FOR HEALTH durante diez años. Su interés por la percepción y el desarrollo de las capacidades se hace patente en los cursos visuales. Es autora del curso y movimientos de *Visioncircles,* donde el gusto por el ritmo, los colores y las formas es la base de las experiencias del crecimiento visual y perceptivo. Gail es también la creadora de la revista *Brain Gym* y encabeza el comité de redacción de la Fundación.

Para padres y educadores

Brain Gym consiste en movimientos y ejercicios sencillos y divertidos que empleamos con nuestros alumnos de kinesiología educativa (Edu-K), para reforzar su experiencia en el aprendizaje de todo el cerebro. Estas actividades facilitan todo tipo de aprendizaje, pero son especialmente eficaces en la enseñanza. La palabra educar proviene del término latino *educere*, que significa extraer. La palabra kinesiología se deriva de la raíz griega *kinesis*, que significa movimiento. Es el estudio del movimiento del cuerpo humano.

La kinesiología educativa es un sistema para reforzar el aprendizaje del alumno, a cualquier edad, para extraer sus capacidades ocultas a través del movimiento.

Ante los fracasos escolares los educadores han desarrollado programas para motivar, atraer, reforzar y apuntalar el aprendizaje. Sin embargo, la pregunta es por qué unos niños tienen éxito y otros fracasan. En kinesiología educativa podemos ver cómo algunos alumnos se esfuerzan demasiado y desconectan (*switch off*) los mecanismos de integración del cerebro necesarios para desarrollar un aprendizaje integral. La información llega al cerebro posterior como una «impresión», pero no accede al cerebro anterior como una «expresión». Esta incapacidad del alumno para «expresar» lo que ha aprendido le bloquea y le hace fracasar.

La solución que da la kinesiología educativa es el aprendizaje de todo el cerebro a través de la modificación y corrección de los movimientos y de los ejercicios de Brain Gym, que ayudan al alumno a acceder a las partes de su cerebro que anteriormente tenían bloqueadas. A menudo se producen profundos cambios inmediatos en el aprendizaje y comportamiento, cuando los niños descubren cómo recibir información y expresarla simultáneamente.

Edu-K para niños enseña las técnicas de remodelación que recomendamos a todo aquel que desee mejorar su calidad de vida, su aprendizaje y disfrutar del movimiento. Brain Gym enseña actividades simples que han logrado cambiar muchas vidas desde que se puso en marcha. Las actividades de Brain Gym, útiles para cualquier alumno a cualquier edad, han sido mejoradas después de la Remodelación de la Lateralidad de Dennison (descrito en *Edu-K para niños*).

Durante más de 50 años, expertos en optometría del desarrollo y aprendizaje motor-sensorial han investigado y elaborado estadísticas sobre los efectos del movimiento en el apredizaje. El doctor Dennison orientó su trabajo a niños con discapacidades en el lenguaje, y aplicó las investigaciones realizadas para desarrollar ejercicios de movimiento fáciles y rápidos que fuesen útiles a los alumnos. Estos ejercicios con el cuerpo y la energía son idóneos para las personas que intentan aprender en nuestra cultura moderna, altamente tecnológica. Este libro está escrito para que la gente pueda experimentar la energía de esos movimientos en las actividades de cada día.

Muchos profesores utilizan todos los días los movimientos de este libro en sus clases. Algunos sólo usan aquellos indicados para mejorar la lectura. Naturalmente, nadie debe practicar estos ejercicios de un modo incómodo y desagradable. El alumno debe trabajar de acuerdo con sus posibilidades y ser estimulado, nunca forzado. Cuando los alumnos han conseguido realizar con éxito los ejercicios de Brain Gym nos dicen que lo hacen automáticamente, y que simplemente «lo saben».

Para padres y profesores que usen la edición para profesores de Brain Gym, pueden resultar especialmente útiles los epígrafes «ACTIVA EL CEREBRO PARA», «APLICACIONES EN LA ENSEÑANZA» y «RELACIÓN POSTURA-COMPORTAMIENTO». Los movimientos de Brain Gym para una habilidad determinada pueden llevar al alumno a experimentar cambios positivos inmediatos en su actitud y en sus avances en esa habilidad concreta. Sin embargo, en la mayoría de los casos es más aconsejable que padres y educadores guíen a sus hijos y alumnos de un modo gradual con estos movimientos, para conseguir mayor éxito a largo plazo.

Cuando los alumnos aprenden los ejercicios de Brain Gym empiezan a disfrutarlos, les gustan, se los enseñan a sus amigos y los integran en sus vidas sin necesidad de insistirles en exceso para que los realicen. El buen educador que disfrute con los movimientos será capaz de transmitir su entusiasmo a sus alumnos.

Algunos cursos de la Fundación para la kinesiología educativa

Cursos de nivel básico

Brain Gym (24 horas en total)

(Primera parte, de 12 horas - Los hemisferios)
Este curso de introducción se centra en las actividades de *Brain Gym y la Remodelación de la lateralidad* de Dennison, para mejorar la coordinación cerebro/cuerpo. Manual: *Manual de Brain Gym,* de Dennison y Dennison.

Requisitos previos: ninguno.

(Segunda parte, de 12 horas - Todo el cerebro)
Brain Gym II ofrece una experiencia en profundidad de integración hemisférica a través de 23 ejercicios de Brain Gym y su relación con el funcionamiento de todo el cerebro. Incluye un sistema para lograr una integración estructural más profunda a través de la *Remodelación de las tres dimensiones.* En él se identifican y equilibran los efectos de los bloqueos de la lateralidad, de la concentración y del cerebro anterior/posterior, que influyen en la postura, la escritura, la lectura, la ortografía y la memoria. Manuales: *Manual de Brain Gym y Brain Gym* de Dennison y Dennison.

Requisitos previos: Brain Gym, primera parte.

Círculos de visión (24 horas)

Este curso enseña los caminos para desarrollar capacidades a través del movimiento, el juego y el arte. Es un sistema de reforza-

167

miento visual con actividades que enriquecen la flexibilidad perceptual. Cada una de sus ocho sesiones comprende una visión exclusiva, haciendo hincapié en diferentes habilidades visuales y kinestésicas. Los alumnos aprenden 32 movimientos de gimnasia visual para la integración de las capacidades visuales, auditivas y táctiles. Manual: *Manual de círculos de visión*.

Requisitos previos: Brain Gym, I y II.

Cursos de nivel profesional

Edu-Kinesiología en profundidad
Las siete dimensiones de la inteligencia (32 horas)

Aprendizaje y práctica de los principios de la Edu-Kinesiología bajo un modelo educativa «uno-a-uno». Proporciona una experiencia detallada y práctica de las siete dimensiones del movimiento del cuerpo, centrada en el modo en que cada una puede llegar a facilitar o bloquear el proceso de aprendizaje. Otras partes del curso incluyen: procedimientos apropiados para fijar metas, teoría del aprendizaje y comunicación orientada al crecimiento. Manuales: *Edu-Kinesiología en Profundidad* y *Las siete dimensiones de la inteligencia*.

Requisitos previos: Brain Gym, I y II.

Prácticas de Brain Gym para profesores

Otorga un certificado al alumno que le cualifica para la enseñanza de Brain Gym, I y II.

La realización de este curso, oficial en el estado de California, capacita al alumno para enseñar Brain Gym I y II. Además confiere al instructor el grado de representante de la Fundación en su comunidad, como miembro de su plantilla. Manual: *Manual práctico para el profesor*.

Requisitos previos: Edu-Kinesiología en profundidad.

Fundación para la Kinesiología Educativa
P.O. Box 3396, Ventura, Ca. 93006 (805) 658-7942
EE UU

168

Índice

Índice

Brain Gym. Aprendizaje de todo el cerebro. Ejercicios originales de gimnasia cerebral, fue impreso en julio de 2005, en Q Graphics, Oriente 249-C, núm. 126, C.P. 08500, México, D.F.